El nuevo kama-sutra ilustrado

Alicia Gallotti

El nuevo kama-sutra ilustrado

mr · ediciones martínez roca

Decimoquinta edición: Febrero de 2004

Diseño de la cubierta: Exit
Fotografía: © AGE Fotostock
Ilustraciones del interior: © Pedro Richard

© 1999, Alicia Gallotti
© 1999, Ediciones Martínez Roca, S. A.
Paseo de Recoletos, 4. 28001 Madrid
ISBN: 84-270-2479-7
Depósito legal: M. 4.719-2004
Fotocomposición: Pacmer, S. A.
Impresión: Gráficas Rógar, S. A.

Impreso en España-Printed in Spain

ÍNDICE

PLACER LIBRE Y NATURAL

E l sexo es naturaleza, placer, energía y vida.
La práctica del sexo es una mezcla de espiritualidad e instinto que se eleva hasta el gozo; una fuerza profunda e irracional del cuerpo que suma todas las variantes racionales que la experiencia propia y ajena ofrecen para mejorar y ampliar los límites del disfrute.

Pero más allá de ese impulso vital, las relaciones sexuales se construyen en el día a día. En ellas influye tanto la conducta íntima de cada miembro de la pareja como el entorno social y su repercusión en ese comportamiento.

Los temores, la incomunicación, los prejuicios alejan a los miembros de la pareja del camino del gozo y no sólo le niegan el acceso al placer, sino que le impiden crecer en sus relaciones hasta alcanzar las cotas máximas de la satisfacción. Objetivo que sólo se logra a través de la libertad, del diálogo sin tapujos, de experimentar sin ponerle vendas a la imaginación. El incentivo es buscar la novedad y descubrir a través de la lectura o las experiencias cotidianas cada nuevo peldaño que conduzca hacia la cima del placer.

Aunque tampoco es preciso obsesionarse con la búsqueda del punto máximo de la perfección sexual. Probablemente no exista. Lo importante es el camino de la búsqueda. Cada nuevo intento de la pareja, por pequeño o breve que parezca, aumenta el bagaje con nuevas caricias, besos distintos, posturas sorprendentes, palabras motivadoras, abrazos incitantes que además de impulsar el gozo hasta la plenitud, aparecen como las mejores armas para combatir la monotonía, uno de los máximos enemigos de la relación sexual.

Una pareja aburrida y repetitiva en sus relaciones sexuales tiene la puerta abierta al fracaso.

Reducir el conformismo que conduce a la monotonía con la chispa de lo imprevisto revitaliza las afinidades de la pareja. Es preciso recurrir a toda la información posible, libros, revistas, fotos, vídeos, vivencias propias y ajenas, para cerrar esa puerta y abrir la de la fantasía, con la seguridad de que a través de ella se abandonan los miedos sociales que limitan los impulsos de la pasión. Y liberarse en la intimidad convencidos de que las reglas sociales pierden toda su validez, que cada persona, cada pareja construye sus valores con sus propias normas ilimitadas. No hay prohibiciones. No hay censuras. Sólo existen las fronteras que cada uno quiera marcar. Desde esta libertad profunda se puede construir el mejor sexo.

Y cada palabra de este texto quiere ayudar a construirlo desde la más honda libertad de decisión. No es este un diccionario técnico, ni un manual. Tampoco un libro sagrado, cúmulo de sabidurías y verdades únicas. Al contrario, huye de todas las etiquetas que definen el sexo como una actividad rígida, un sentimiento vital y oscuro, preferiblemente ocultable y tergiversado sin fundamento por atávicos fanatismos religiosos y culturales.

Tal vez la gran conclusión sea que no es preciso interpretar el sexo, sólo hay que gozarlo. Que el comportamiento sexual y sensual de las personas es tan amplio y diverso que lo único indispensable es comprenderlo para convivir e intercambiar lo que el deseo inevitablemente exige. Que en esa diversidad se encuentra el gusto. Y que el sexo no se reduce al simple y natural coito, sino que abre el terreno a todas las expresiones y sensaciones que el cuerpo pueda experimentar espontánea e ilimitadamente.

Cada centímetro de piel participa, percibe y reacciona; la boca y las manos, el ano y los ojos, el ombligo y los muslos, los pechos y los glúteos forman algunos relieves de la vasta orografía del sexo, donde la sensibilidad ordena sensaciones distintas que las zonas erógenas transmiten como ondas sísmicas.

Todo es sexo y todo es gozo.

Atreverse a descubrir los rincones de ese territorio significa volar sobre nuevas experiencias con otras parejas y personas extrañas; sumergirse en los misterios del dolor y la ternura entrelazados; rastrear las formas conocidas del mismo sexo respondiendo a la llamada interna del deseo; correr sin recato por los enigmas de la seducción emitiendo señales sensitivas que eleven la libido. Así se podrán descubrir las necesidades de cada uno y satisfacerlas en solitario o en compañía. Y sentirse finalmente liberado.

LA ATRACCIÓN SEXUAL

L a fuerza de la naturaleza es incontrolable. Es la potencia que abre la tierra, forma los vientos y mueve las masas oceánicas. Es el origen primero. Y se resume en una sola palabra: energía.

Esa energía trasladada a la escala humana se llama sexo. Vitalidad y potencia heredada de la naturaleza. Porque forma parte de ella. Y porque es el núcleo de la existencia. Parece inútil la polémica sobre si el sexo es o no importante en la vida de una persona. No es importante, es trascendente. Porque de esa energía se deriva la vida misma. Es la fuente que alimenta el más alto placer individual. Y es un lenguaje social con signos y mensajes que envían los cuerpos para atraer o rechazar a los demás, en un juego de relaciones que cada cultura adapta según sus preferencias y prejuicios.

La naturaleza reconoce dos sexos complementarios, identificados y separados por sus particularidades físicas. Y cada organismo actúa según los mensajes que le envían esas sustancias que funcionan como combustible del sexo, las hormonas. Cuando el deseo se insinúa, la libido entra en funcionamiento y los cinco sentidos se disponen a satisfacerlo con olores excitantes, sabores tentadores, texturas estimulantes, escenas provocativas o sonidos sugerentes.

Es ese momento en el que la energía suprema se pone en acción, los sentidos actúan por sí mismos. La atracción es vigorosa y crece hasta lo incontrolable, como la propia naturaleza.

La piel del glande es la más sensible del pene.

SEXO DE HOMBRE

Las características físicas de los sexos tienen una particularidad evidente y determinante en su constitución y función, que influye en el conocimiento del mismo. En los hombres los componentes de los órganos genitales son en su mayor parte externos, mientras que en las mujeres es exactamente a la inversa. Por tanto su reconocimiento cotidiano es más sencillo en el hombre y supone una mayor «investigación» en la mujer.

El pene y el escroto son las partes visibles del órgano sexual masculino. El pene, miembro mitificado como ningún otro en la historia de la humanidad, se compone de glande o cabeza, que adquiere distintas formas y está recubierto por una piel muy fina con numerosísimas terminales nerviosas que lo hacen muy sensible al tacto. En su cara posterior se encuentra el frenillo, una porción de piel que lo une al glande y que probablemente constituye el punto más excitable de esa zona. Es el frenillo el que retiene una especie de capucha de piel denominada prepucio que cubre el glande. Y es justamente ésta la porción que se extirpa al realizarse la circuncisión, que consiste en dejar el glande despejado. Su extirpación se realiza por motivos religiosos (ceremonias judías y musulmanas, por ejemplo) o por razones de higiene o funcionalidad del órgano genital.

El tronco del pene, de formato cilíndrico, tiene la propiedad de variar su tamaño, aunque involuntariamente. Su estructura interna está compuesta por numerosos poros o cuerpos cavernosos que lo asemejan a una esponja. De modo que cuando la afluencia de sangre a la zona llena esos cuerpos, como consecuencia de la excitación, provoca la erección del miembro y su crecimiento hasta duplicar en algunos casos el tamaño en reposo.

La eyaculación es la expulsión de semen por la uretra. Y tiene lugar durante el orgasmo, cuando el estado de máxima excitación provoca las contracciones que permiten la eyaculación. Ésta se produce durante la relación sexual o la masturbación. Aunque también puede ocurrir mientras el hombre duerme, producto de la excitación de un sueño erótico. En este caso se denomina polución nocturna.

Bajo la base del pene nace el escroto, una bolsa de piel rugosa y sensible que protege a los dos testículos. Estas glándulas sexuales con forma ovoide son las responsables de producir la hormona sexual masculina y los espermatozoides que intervienen en la reproducción. Los testículos están comunicados a través de los conductos deferentes con las vesículas seminales, adonde llegan los espermatozoides y se mezclan con un líquido que les sirve de vehículo y de alimento simultáneamente. Al salir de estas vesículas desembocan en la próstata. Allí se elabora un fluido similar que al mezclarse con el proveniente de las vesículas seminales forman el semen definitivo que será eyaculado. Este camino lo realizan a través de los conductos de la uretra, que comunican la próstata con el exterior.

El clítoris es el órgano más sensible de la vulva y actúa como receptor y emisor de los estímulos sexuales.

SEXO DE MUJER

Al contrario que los órganos masculinos, los genitales femeninos están ocultos en su mayor parte a excepción de la vul-

va, su única zona visible. Sus límites anatómicos son el monte de Venus en la parte superior, donde se concentra el vello
púbico; y el perineo, en la inferior, que la
separa del ano.

La estructura más visible de la vulva
son los labios mayores; forman un doble
pliegue que contiene diversas glándulas y
folículos pilosos. Entre ellos se sitúan otros
pliegues de piel que conforman los labios
menores. Su papel principal es lubricar la
piel de la vulva y cubrirla con secreciones
que, unidas a las vaginales y sudoríparas,
forman una especie de capa impermea-
ble que protege contra la orina, el flujo
menstrual y las bacterias.

Los labios, auténtica puerta de entrada a la vagina, son los que demuestran la
excitación sexual ya que, según ésta crece, se congestionan, aumentan de grosor
y se proyectan hacia fuera. Al igual que
en el pene, sus formas y tamaños varían y
son particulares de cada mujer.

Cubierto por los labios menores se
encuentra el clítoris (significa «llave» en
griego), inmerso ya en la zona oculta de

El punto G es una zona muy pequeña localizada en la pared superior de la vagina, por debajo de la vejiga y a dos o tres centímetros por detrás del hueso púbico. Altamente sensible a la presión, si se estimula debidamente produce una gran excitación sexual.

El himen es una delgada membrana localizada en la abertura de la vagina, que actúa como protector de ésta en la niñez y la adolescencia. Generalmente en la pubertad ya se halla semiperforada para permitir el paso de la sangre menstrual. Su nombre deriva del dios griego del matrimonio y está unida a las más arcaicas tradiciones, como supuesto testimonio de la virginidad femenina.

Sigue pág. siguiente

los genitales femeninos. Su cuerpo apenas alcanza los dos o tres centímetros, aunque está replegado sobre sí mismo. Se trata del órgano más sensible de la vulva y actúa como un receptor y emisor de los estímulos sexuales, cuya misión es elevar la excitación. Su parte superior está cubierta por una membrana hipersensible a consecuencia de la enorme cantidad de terminales nerviosas que se concentran en ella. Esto hace que durante el coito, el clítoris se constituya en el núcleo de la excitación y responda ampliando su tamaño y poniéndose en erección.

También detrás de los labios, y ya abandonando la antesala que conforma la vulva, se abren el orificio uretral y la vagina. Este último órgano es una vaina fibromuscular con una medida variable y aproximada de ocho centímetros de longitud. Es tan elástica que su espacio es más potencial que real, ya que puede adaptarse a cualquier tamaño de pene. La única dificultad para admitir el órgano masculino sólo puede encontrarse en una penetración muy apresurada, sin preparación previa, ya que la excitación creciente colabora para la expansión vaginal paulatina.

En su interior, la vagina está recubierta por gruesos pliegues denominados rugas y se divide en tres espacios abiertos y comunicados llamados bóvedas. La bóveda posterior es algo más estrecha y profunda que las demás, para facilitar la irrigación de esperma hacia el cuello del útero.

El recubrimiento interno de la vagina contiene una sustancia llamada glicógeno que origina el ácido láctico y que, a su vez, le otorga un equilibrio a la composición del flujo vaginal para mantenerla libre de bacterias. Esta lubricación se completa con las secreciones de las glándulas de Bartholin o vestibulares, situadas detrás de la vagina. Sus conductos se abren entre los labios menores y el anillo del himen y secretan *mucus* lubricante sobre la vulva.

Su grosor y rigidez varía en cada mujer. Si permanece intacto antes de la primera penetración, es inexacto que provoque un dolor tan desmesurado como el que la literatura hace creer. Este dolor suelen provocarlo los nervios del momento, que producen la contracción de los músculos vaginales impidiendo una penetración suave.

LA LLAMADA DE LAS HORMONAS

Esta geografía sexual descrita corresponde a la anatomía de seres adultos. Se alcanza tras superar la etapa de la puber-

La libido es el eje de la atracción sexual y esto se debe tanto a factores culturales y psíquicos como a la aportación hormonal.

tad, cuando se produce la transformación hacia la madurez sexual. En esa compleja fase de desarrollo las hormonas adquieren el papel protagonista. Se trata de sustancias químicas que produce el organismo con la intención de regular, acelerar o disminuir algunos procesos o reacciones del organismo.

Durante la pubertad comienza la producción de hormonas sexuales masculinas y femeninas. La hormona sexual masculina producida por los testículos del hombre es la testosterona y origina el desarrollo del pene y los testículos, el cambio de la voz y la aparición de vello localizado generalmente y en mayor abundancia en la zona púbica, el pecho, las axilas, la cara (barba), los brazos y las piernas. Su efecto se observa en el crecimiento de la masa muscular en el pecho y los hombros y también en un aspecto psíquico: el aumento de agresividad.

Las hormonas sexuales femeninas, estrógeno y progesterona, tienen una participación similar en los cambios físicos que se producen en la mujer. Son signos evidentes de esas transformaciones la maduración de los órganos sexuales, el vello que aparece en el pubis y en las axilas, el crecimiento de los pechos, las formas físicas bien definidas y, fundamentalmente, la menstruación. Este ciclo que denuncia el inicio de la etapa fértil comienza a partir de la producción de estrógeno por el ovario. Desde ese instante, crucial en la vida de toda mujer, y hasta su desaparición, alrededor de los cincuenta años, cuando sobreviene la menopausia, ese mismo período se repite continuamente con una frecuencia aproximada de 28 días (puede durar más o menos, según el organismo y la influencia que ejerzan los estímulos externos). El proceso durante cada ciclo menstrual se divide en dos fases: la estrogénica y la progestergénica. La primera abarca desde el primer día de la menstruación, cuando el ovario produce pequeñas cantidades de estrógeno, para ir aumentando hasta llegar al día 14, justo antes de la ovulación, donde alcanza el punto máximo de secreción de esta hormona. Ya emitido el óvulo, el ovario co-

El factor emocional

es determinante en las relaciones y la atracción sexual. Éstas se condicionan por reacciones o disfunciones psicosomáticas: la fatiga, el insomnio, la apatía, la depresión, la soledad, un fracaso profesional, la inapetencia, el estrés. La mayoría de las disfunciones inhiben parcial o completamente la libido.

mienza a segregar progesterona en dosis que se van incrementando hasta el día previo a la siguiente menstruación.

Sin embargo, las hormonas no sólo impulsan la sexualidad en su aspecto puramente físico, transformando los organismos y preparándolos para la reproducción, sino que también encienden la chispa del deseo. Son el factor determinante para que la atracción se produzca y se concrete la relación sexual.

Ese apetito que los psicólogos consideran ya no sólo una reacción hormonal sino una de las fuerzas psíquicas más poderosas es la líbido, cuyo poder, si bien nace de lo sexual, alcanza otros canales de la conducta de las personas. Aunque, como en tantas otras cuestiones, vale la pena asumir las reacciones físicas y psíquicas como un todo y no separadamente, pues esa división no responde a la realidad. Una realidad amplia e intrincada, imposible de sintetizar en un estereotipo de atracción.

La sociedad crea modelos estéticos que marcan las pautas de la belleza, de lo

atractivo, y la publicidad, fundamentalmente audiovisual, la difunde como una
verdad indiscutible. Incluso con mensajes
de atracción sexual cada vez menos sola-
pados y más directos. Sin embargo, esos
cuerpos perfectos, con la ropa, el corte
de pelo y el maquillaje de moda en cada
momento, arrastran un lastre cultural. Po-
siblemente deslumbren pero no son garantía de seducción. En la realidad los
mecanismos de la atracción sexual son más
ciegos que el amor. El magnetismo de la libido aparece repentinamente ante personas que no responden a los parámetros
estéticos imperantes, en situaciones violentas o desagradables y despertando pa-
siones en parejas absolutamente desigua-
les. El mundo de la libido no respeta reglas
y despierta tanto morbo justo porque es
imprevisible. Nunca se sabe cómo, dónde
y con quién va a surgir la chispa. Y es su
complejidad indescifrable la que lo hace
espontáneo e indominable.

La libido tiene la aportación de factores culturales y psíquicos, en los que influyen la personalidad, el carácter de cada

persona y las hormonas. La dopamina, por ejemplo, es una de esas hormonas del sistema nervioso que regula los niveles del dolor y de las sensaciones de placer. Y tiene una particular lucha con la prolactina, otra hormona que influye decisivamente en la inhibición del apetito sexual y que se constituye en una de las causas de la anorgasmia o desaparición del deseo.

EL IMPERIO DE LOS SENTIDOS

Los sentidos transmiten estímulos, pero es la mente la que los recibe como posibles estímulos sexuales.

En la activación hormonal y en una psique abierta y plena, el impulso sexual encuentra sus mayores detonantes; pero una participación similar tiene la percepción de esos mensajes y estímulos a través de los sentidos. Las sensaciones que actúan como provocadoras de la mente y el cuerpo tienen en la vista, el oído, el gusto, el olfato y el tacto su transporte más fiel.

Un factor determinante en la atracción es el tacto, ejercido ya no exclusivamente por los dedos de la mano sino por otras partes del cuerpo también sensibles y entrenadas para reconocer texturas, como la punta de la lengua, los pezones, los dedos de los pies... Una caricia que estimula las terminales nerviosas de una zona sensible es capaz de disparar la actividad de hormonas como la dopomina o la adrenalina. Incluso ciertas convenciones culturales, abrazarse o cogerse de la mano, inician ese contacto íntimo, piel con piel, que desemboca en lo que muchos llaman una «descarga eléctrica». La perturbadora sensación de la atracción.

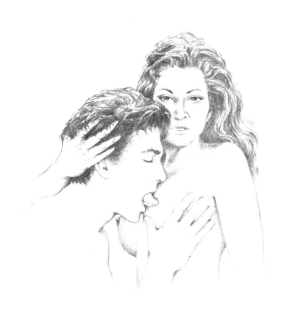

Una inquietud que se percibe también por otros medios. Los ojos, por ejemplo, son un canal múltiple de transferencia de sensaciones incitantes. Desde un texto erótico que hace volar la imaginación para elaborar fantasías, hasta la visión más explícita del cuerpo desnudo del amante, los ojos se encuentran con cientos de escenas que despiertan la libido. Porque los sentidos transmiten estímulos pero la mente los recibe como un posible impulso sexual. Para ello existen una estética y un lenguaje gestual que conducen a incitar el deseo: una boca entreabierta, anhelante, y la punta de la lengua que moja lentamente los labios, es una insinuación directa que los ojos perciben como un mensaje inequívoco. Una silueta semidesnuda a contraluz, tras una mampara opaca, se transforma en un campo magnético que atrae el deseo sexual de quien observa.

Pero no siempre son necesarias situaciones tan reveladoras, también ciertos rasgos físicos despiertan la atracción: labios carnosos y sensuales; glúteos duros,

redondos y salientes o incluso simplemente unos ojos penetrantes que sostienen
una mirada incisiva pueden tener una ex-
plosiva carga de sensualidad. Todo se atrapa con la vista.

Del mismo modo que la lengua percibe en la intimidad el sabor del placer. El
gusto se incorpora al reclamo cuando la
lengua recorre palmo a palmo los rincones del amante percibiendo los sabores
de su boca, en besos profundos; los de
su piel y los de los rincones más íntimos
donde la saliva se mezcla con los jugos
corporales y forman sabores acres, sala-
dos y, en determinados casos, con un
deje dulzón. La influencia del gusto en la
escena sexual muchas veces se menos-
precia porque se precisa cierta imaginación para incentivarlo. Los sabores corporales necesitan en ocasiones un complemento. Muchas parejas suman a sus juegos
eróticos, y también al sexo oral, toda cla-
se de productos que aumentan el morbo
de las situaciones y reinterpretan el placer con sustancias muy sabrosas. Merme-
ladas, cremas o yogures son frecuentes

suplementos para untar los genitales o los pezones. Los plátanos, utilizados para la masturbación femenina, tienen un sabor diferente si se comen durante el acto sexual. Del mismo modo que algunas bebidas derramadas sobre el cuerpo del amante se beben con distinto placer sorbiéndolas sobre su piel.

Similares sensaciones se avivan con las percepciones del oído. Palabras, sonidos, música... tienen un significado especial que despiertan los sentidos. Las frases precisas dependen siempre de lo que espera el amante. Dulces palabras de cariño y afecto suelen ser la apertura hacia la excitación para fascinar al amante como con un canto de sirena. Sin embargo, a veces las palabras deben tener la intensidad que el amante desea escuchar, porque ésa es la clave para provocar el efecto excitante de la atracción y el deseo. Un grito, una palabra fuerte y soez o la descripción de una escena sexual contada con detalles morbosos pueden conseguir también el mismo efecto. Aunque tampoco es preciso emitir un sonido con significado lógico. Los ruidos propios del sexo retroalimentan la pasión: los gemidos tenues que se elevan según aumenta la excitación, los jadeos crecientes o la respiración entrecortada y ansiosa que crece y se adueña del ambiente cuando se acaban las palabras, ejercen de sensual disparador.

Cuando el silencio y las sombras envuelven el sexo, adquieren un mayor protagonismo los olores. Si el uso de perfumes es un atractivo artificial que se utiliza como arma de seducción (generalmente muy efectiva), el sexo tiene sus olores inherentes que provienen de lo más profundo de la evolución. Es ese lado salvaje que subsiste oculto en los hombres y las mujeres y que aflora en el momento de la pasión como una irrefrenable llamada ancestral. En el mundo animal las hembras dejan la estela de su olor sexual cuando quieren que el macho encuentre el camino hacia sus deseos. En el mundo humano un leve aroma fresco y reciente a sudor masculino, producto de la excitación, suele ser un envolvente manto de incita-

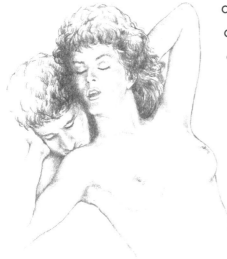

ción para su amante. Mientras que una mujer en estado de excitación despide una sustancia aromática por las glándulas apocrinas, típicamente femenina, que resulta un estimulante sexual de alto voltaje para su amante. Es lo que comúnmente se llama «olor a mujer».

Pero si esta descripción transporta a un mundo teórico de sensaciones dispersas, la realidad es más rica, pues las ofrece todas juntas y simultáneamente. Las percepciones se entremezclan en el ambiente, se complementan entre sí para multiplicar el deseo y la atracción y para ofrecer la versión auténtica y multidimensional del apetito sexual.

DUDAS HABITUALES

¿Se puede considerar el clítoris como un pene en versión reducida?

El clítoris no posee ninguna función reproductora ni urinaria; se agranda igual que el pene, pero su longitud no varía. Y aunque tiene cierta semejanza con el pene y su origen embrionario es el mismo, sería un error hablar del clítoris como un «pequeño pene». De igual modo que es un tanto disparatado referirse al pene como un clítoris «poco refinado».

¿Las eyaculaciones muy frecuentes hacen que un hombre pueda perder potencia y energía?

En absoluto. Es un tópico que no tiene fundamento. La sensación de relajación posorgásmica ha sido erróneamente identificada con una supuesta debilidad que, además, según esa leyenda se prolonga en el tiempo.

¿Es posible que un hombre eyacule sin haber alcanzado la erección?

Sí, esta posibilidad existe y de hecho ocurre, ya que ambos procesos son independientes. Mientras la erección se produce por la vasodilatación de todos los cuerpos cavernosos del pene mediante la afluencia de sangre, la eyaculación es la expulsión de semen a través de la uretra. Dos fases diferentes, que no necesariamente son consecuencia la una de la otra.

¿El tamaño del pene influye en el orgasmo femenino?

La elasticidad muscular de la vagina le permite adaptarse perfecta-
mente a cualquier tamaño de pene. De manera que el tamaño de
éste no influye proporcionalmente en el placer que recibe la mujer.
Sí influye el grado de erección alcanzado y también las fantasías
que pueda despertar en ella.

CUANDO EL CUERPO DISFRUTA

El apetito sexual es la clave inicial. Una persona se siente seducida por otra, toma contacto con ella, juega eróticamente y recibe estímulos que generan la excitación. ¿Qué sucede entonces?

Hombres y mujeres responden físicamente a ese reclamo. Los cuerpos sienten cambios muy específicos y similares en respuesta a ese magnetismo sexual. Aunque las singularidades de cada sexo marcan las diferencias. Músculos tensos, genitales inflamados, respiración agitada, piel enrojecida, son señales evidentes e inequívocas de la llamada del deseo que provoca la excitación.

En la mente, sin embargo, esos mecanismos de respuesta ante la atracción tienen una vinculación definitiva con el estímulo que la provoca. Una incitación nace de un contacto real o simplemente de la imaginación. Y los episodios sexuales pueden ser generados con una persona del sexo opuesto o del propio. O incluso ambos sexos pueden despertar las mismas tentaciones.

La respuesta condicionada por la psique, sumada a la respuesta física, hace florecer la pasión que culmina en el placer compartido y recíproco que supone el coito, donde los cuerpos se funden en la búsqueda del goce común. O en la masturbación, donde el placer individual alivia tensiones y ardores en el camino que lleva hacia la satisfacción personal.

....

Músculos tensos, genitales inflamados, respiración agitada, piel enrojecida, son señales evidentes de la llamada del deseo.

ASÍ RESPONDE LA MUJER

Cuando los sentidos dan la alarma y el estímulo sexual se instala en la mente, el cuerpo femenino se enciende y comienza su adaptación para responder a la nueva situación. Esa aclimatación tiene cuatro fases: la excitación, la meseta, el orgasmo y el retorno a la calma.

La respiración se agita, el corazón late más rápido y la sangre acelera su circulación cuando la pasión inflama el cuerpo. A partir de entonces las respuestas del organismo se multiplican. Las pupilas se dilatan, los labios comienzan a cambiar su color a un rosa fuerte; los pezones aumentan de tamaño, se vuelven más duros y se ponen erectos. Comienzan a aparecer las primeras gotas de sudor producto del aumento de la temperatura interna. La mente parece abstraerse de la realidad y concentrarse sólo en ese estímulo sexual que atrae totalmente su atención, que la fascina. Los pechos se hinchan levemente y la vagina responde a las primeras caricias, a los dedos que se deslizan incluso con la tela de la ropa de por medio, estimulándola con un roce continuo. A los pocos segundos ya empieza a reaccionar y pequeñas gotitas aisladas hacen su aparición sobre la piel de los labios vaginales lubricando los pliegues.

Cuando la excitación crece cada vez más, aquellas gotitas se transforman en una húmeda y suave capa que cubre todo el interior de la vagina. La respuesta hormonal incluso rebasa las fronteras de los labios mayores y toma contacto con la ropa íntima.

El clítoris es más lento en su reacción. Los besos, caricias y masajes en los pechos y el chupeteo y mordisqueo de los pezones son una fuerte estimulación indirecta, que sumada a las caricias en el monte de Venus y el juego insistente de los dedos sobre el vello púbico, encienden su reacción. Sin embargo, cuando la

Los pechos se hinchan levemente y la vagina responde a las primeras caricias, a los dedos que se deslizan.

estimulación es directa con los dedos o la lengua sobre el clítoris éste responde más rápidamente endureciéndose y creciendo.

El cuerpo traspasa esa difuminada frontera con la fase de la meseta cuando el ardor sexual inicia su camino hacia el orgasmo. Los pechos aumentan aún más su tamaño y se dilatan las aureolas; los músculos de la vagina se expanden y se muestran más elásticos, dispuestos a aceptar al pene. Simultáneamente los labios menores duplican o triplican su tamaño por la congestión e impulsan hacia fuera los labios mayores, como si fuese una flor abierta. La excitación sigue en aumento. El clítoris se retrae y la mujer alcanza la plataforma orgásmica, un momento clave antes del estallido del placer en el que la vagina se contrae, disminuyendo su apertura y apretando el pene durante el coito. La temperatura y el ardor llegan a un límite extremo y aparecen manchas rojas en los pechos, la espalda, el cuello y la cara, aunque no en todas las mujeres, ni con la misma intensidad. Los músculos se tensan. La respiración se acelera al máximo. La presión de la sangre desboca las pulsaciones del corazón. Y en ese instante, cuando la boca abierta y ansiosa busca más aire y los músculos se contraen para endurecerse como rocas, estalla la liberación del orgasmo y un placer supremo invade todo el cuerpo.

ASÍ RESPONDE EL HOMBRE

Inmersos en el indefinido terreno de la excitación y de los estímulos, el cerebro del hombre produce, igual que el de la mujer, reacciones similares y visibles de su estado de apasionamiento. Sin embargo, hay una de ellas que por evidente se impone a las demás: la erección.

Un hombre excitado, transmite los mensajes del estímulo hacia el pene a través de la médula espinal. Esa orden involuntaria hace que el miembro, que permanece fláccido y colgante durante el reposo, comience a erguirse a medida que en el tronco empieza a fluir la sangre en abundancia. El ardor aumenta la respiración,

Distraerse provoca una pérdida parcial o total de la erección, aunque más tarde puede volver a recuperarse.

que se hace corta e intensa; el corazón trabaja con un ritmo alterado y el pene se levanta para transformarse en un órgano que duplica su volumen y se ve rígido, palpitante, con las venas prominentes sobre el tronco y el glande rojizo con la piel estirada.

Cuando la erección alcanza su plenitud, puede sostenerse en ese estado según los estímulos o las técnicas utilizadas para conservar la excitación. También depende de la concentración mental que el hombre mantenga en esos instantes. Un cambio de la situación estimulante, una distracción, pueden hacer que la erección se pierda parcial o totalmente, aunque más tarde la pueda volver a recuperar.

Sin embargo, cuando no existen interrupciones y el ambiente sugerente es propicio, la erección se acompaña de otros signos de excitación mientras avanzan las caricias sobre todo el cuerpo o sobre el propio pene.

Desde el abdomen y extendiéndose hacia el pecho, el cuello y la cara comienza a subir un rubor que, en algunos casos, llega a formar manchas rojizas en la piel. Es muy frecuente que los pequeños pezones de las tetillas se hinchen. Y todos los músculos en general adquieren una consistencia inusual por la tensión del momento. Paralelamente se estira la piel del escroto y los testículos se elevan un poco de su posición normal.

Cuando la fase de la meseta hace presagiar que el camino hacia el orgasmo está próximo, el glande incrementa aún más la circunferencia y el color se vuelve más oscuro por la afluencia de sangre. Los testículos se agrandan y siguen elevándose. Es entonces cuando el hombre tiene sensaciones de presión y de aumento de la temperatura interior, sobre todo en la pelvis.

La agitación es profunda y los muslos y las nalgas provocan su máxima contracción y se vuelven duros como rocas. En la punta del glande empiezan a aparecer las gotas de un fluido secretado a través de la uretra, que lubrica la cabeza del pene. En ese clima de tensión suprema el hombre comienza a sentir la sensación inevi-

Las técnicas más usuales para la masturbación

masculina radican en el uso manual variado. A la utilización de toda la mano para envolver el miembro, algunos prefieren tomar el pene sólo con tres dedos, el pulgar en la parte superior y el índice y mayor en la inferior, para

Sigue pág. siguiente

table de la eyaculación que se producirá segundos más tarde.

ABANICO DE RELACIONES

Si bien hombres y mujeres tienen similares respuestas ante el deseo y sus diferencias quedan marcadas sólo por las distintas anatomías, los estímulos sexuales que provocan esa atracción son más variados.

Se suele afirmar que en esencia las personas son bisexuales, porque son capaces de responder sexualmente ante ambos sexos. Sin embargo, esta capacidad potencial no se ejerce necesariamente y depende de las preferencias de cada individuo y de la cultura en la que ha sido formado. En la mayoría de las sociedades actuales se califica a las relaciones heterosexuales como naturales y se les adjudica un simbólico certificado de legitimidad para su ejercicio, sin transgredir la moralidad vigente. De manera que por omisión pone barreras a otro tipo de manifestaciones sexuales.

Evidentemente el espectro de posibilidades es más amplio y acepta todas las combinaciones posibles: las relaciones homosexuales, las lésbicas o las bisexuales. Sin embargo, habría que aclarar que una persona con estos comportamientos no responde sólo a la necesidad de mantener una actividad sexual, sino que su conducta es más compleja y rica y se manifiesta en diferentes fases.

Son muchos los estudios científicos coincidentes en afirmar que es mayoritario el número de personas que alguna vez ha sentido algún tipo de atracción, deseo o interés sexual por otra del mismo sexo, sin que eso haya derivado luego en una conducta decididamente homosexual o bisexual. Ese tipo de incitación emocional o incluso erótica suele ser común. Tal vez ocultada públicamente por las reacciones sociales que implican estos sentimientos en sociedades poco permisivas con esas respuestas sexuales.

Otro grupo de personas, en cambio, sí concretan esa atracción sexual y condicionan su respuesta exclusivamente hacia

proceder a estimularlo corriendo la piel hasta el glande y regresando hasta abajo. También es posible utilizar la mano inhábil, ya que provoca sensaciones distintas en la medida que no tiene la misma coordinación que la otra para seguir un ritmo armónico y continuo.

los de su propio sexo. Y en la medida que la represión de la sociedad es ejercida con más o menos tolerancia, muchos homosexuales y lesbianas sufren graves problemas para garantizar la frecuencia y calidad de las relaciones sexuales que desean. Incluso la presión externa les obliga a conservar en la más férrea intimidad sus deseos por las personas de su propio sexo o su bisexualidad.

Un tercer grupo, reúne a aquellas personas que asumen su identidad y el reconocimiento a su homosexualidad o bisexualidad más allá de los escollos que la sociedad les impone y logra edificar su vida sexual abiertamente y en función de sus preferencias.

EL SECRETO DE LAS ZONAS ERÓGENAS

Existen rincones del cuerpo, porciones de piel que funcionan como una alarma sexual. Su sensibilidad es tan aguda que un leve roce transmite hasta el cerebro una descarga de placentera sensualidad que enciende todas las luces del deseo. Son las zonas erógenas, esas áreas que estimulan la libido.

Al saltar la chispa de la excitación en realidad todo el cuerpo se vuelve receptivo. Pero esas partes particularmente sensibles se pueden reconocer sobre un mapa imaginario de ambos sexos, para localizar con exactitud cada punto donde una caricia, una lamida o un mordisco pueden elevar la pasión hasta hacer perder el control al amante.

Los dos sexos tienen en común las zonas erógenas primarias, las más sensibles e importantes por esencia, los genitales. Y si bien cada centímetro del pene o del escroto del hombre pueden incrementar su voluptuosidad hasta límites insospechados, existen zonas, muy reducidas en algunos casos, que estimuladas con la yema de los dedos o con la lengua, en caricias apropiadas, suaves y lentas son capaces de provocar una erección a mayor velocidad y transmitir simultáneamente ondas intensas y gratas hacia todo el cuerpo. El glande, con su piel tersa y de

Labios y lengua son sensores de una fogosidad enorme capaces de proporcionar y recibir placer.

El cabello es un arma de seducción no sólo por su valor estético, sino por la sensibilidad que despierta en las zonas erógenas. Largo y libre, actúa como una tercera mano con millones de filamentos que recorren la piel para provocar la excitación. Al volcarlo sobre la cara y descender luego por el pecho hasta llegar a los genitales. Mientras que los más cortos, producen efectos similares cuando la cabeza se frota

Sigue pág. siguiente

un color rosado es la superficie más sensible, con algunos puntos especialmente delicados donde las descargas de placer que proporciona su estimulación aumentan notablemente, como el frenillo y el orificio de la uretra. También la bolsa del escroto, aunque su apariencia a consecuencia de las arrugas de la piel indiquen lo contrario, es una zona genital muy erógena y que responde activamente a un tratamiento suave de caricias y lamidas, ya que en su interior guarda los testículos y cualquier golpe o pellizco, por leve que parezca, es capaz de trastocar el placer en un dolor agudo e intenso.

A estos centros erógenos primarios se suman otros como las tetillas y pezones para los que algunos hombres requieren una atención especial: acariciarlos, mojarlos con saliva y retorcerlos con dos dedos hasta lograr su erección.

Labios y lengua son los mejores utensilios de la sensibilidad; ellos perciben, reciben y distinguen cientos de variaciones en los estímulos; son sensores de una fogosidad enorme capaces de proporcionar y recibir placer.

Las orejas resultan un punto ciertamente vulnerable, tanto el lóbulo con la espiral interior, particularmente sensible a la humedad y calidez que proporciona la punta de la lengua. Y finalmente el ano ofrece mil variantes por sus múltiples terminaciones nerviosas que parecen concentrarse, incluso en mayor número, a mitad de camino hacia el escroto, en esa porción de piel llamada perineo. La estimulación lingual de esta zona (igual que en el ano) es capaz de tensar todos los músculos del hombre en alerta de orgasmo.

Esta especie de geografía erótica dibujada sobre el recorrido de zonas erógenas más relevantes, no descarta muchos otros puntos sensibles a los que un hombre puede responder de forma espontánea y gozosa: el cuello; la delicada piel interior de las articulaciones, codos y rodillas; los dedos de los pies y todos aquellos que se puedan descubrir mientras el amante recibe su porción de caricias durante los juegos eróticos.

entre los muslos del amante, cepillando literalmente el escroto o los labios de la vagina. El contacto capilar, es capaz de pinchar, acariciar o incluso arañar al mismo tiempo, provocando sensaciones originales.

Cada mujer también guarda esos puntos escondidos cuya sensibilidad aumenta y se hace intensa hasta el descontrol. Espacios y lugares del cuerpo que requieren una búsqueda serena con las yemas de los dedos y la punta de la lengua como principales detectores. Pero también tiene otros refugios seguros, en los que el alto voltaje responde con máxima alerta a la estimulación exacta.

Los genitales son las zonas primarias y de máxima sensibilidad. Y el clítoris es el órgano más sensible que emite los mensajes sexuales más potentes al cerebro. Basta estimularlo con precisión y con la intensidad exacta mediante suaves golpecillos de lengua o con el glande, haciéndolo vibrar como el pequeño badajo de una campana o simplemente acariciándolo con suaves movimientos ascendentes y descendentes de los dedos. Los labios mayores y menores y el orificio de la vulva son zonas que exigen un tratamiento delicado. La fricción de los labios menores con un pequeño masaje de los dedos puede provocar una altísima excitación. Y aumenta aún más si el roce se produce con la boca, en un juego de labio sobre labio.

Como si fuesen ondas concéntricas que se alejan del núcleo del placer, el pubis, por encima, y el perineo por debajo de la vulva, son dos zonas también ultra-delicadas. El perineo en especial es una zona que se debe estimular debidamente para obtener respuestas cercanas a las producidas por las zonas más sensibles.

Una mano se desliza entre las piernas de la mujer, acaricia levemente el monte de Venus, luego los labios vaginales, y finalmente se posa la palma sobre el orificio de la vulva extendiendo los dedos hasta alcanzar el perineo, presionando y masajeándolo con firmeza pero dulcemente. Esta fórmula hace subir la «temperatura» a la mayoría de las mujeres.

Si bien los genitales y las zonas que lo rodean son las partes más sensibles, la mujer disfruta con un rodeo inicial durante los juegos eróticos por otras zonas menos sensibles, pero que sirven de excitante prolegómeno para anhelar con más fuerza la llegada a los centros del placer. El deseo aumenta si los juegos se distribuyen por todas las zonas erógenas del cuerpo, sin olvidar ninguna porque el poder sensitivo femenino recoge de cada zona un punto más de goce que incrementa paulatinamente su excitación.

Los lóbulos de las orejas, chupados y absorbidos como una cereza, provocan arrebatos similares a los besos repetidos y casi imperceptibles por el cuello y la nuca, que pueden continuar su recorrido con el mismo efecto por las axilas y los costados del cuerpo cercanos al nacimiento de los pechos. Y éstos, precisamente, son otro centro de atención privilegiada que responde con presteza a una estimulación delicada pero firme que los acaricia y masajea, moldeándolos con la mano entera para luego dibujarlos deslizando las yemas de los dedos. Suaves roces que llegan hasta las aureolas y alcanzan luego un punto mayor de rudeza en los pezones, núcleo erógeno que responde a todas las caricias, suaves o firmes, con la mano, la lengua o el glande como artífices para proporcionarle el placer que busca.

La parte interna de los brazos, esa piel más clara, fina y sensible, es indudablemente más receptiva a las caricias. Casi tanto como la espalda, sobre todo en el camino central donde la médula concentra sus terminaciones nerviosas y desata miles de sensaciones distintas, todas agradables, cuando unas uñas se deslizan sobre la piel sin ánimo de rasgar sino de brindar un estímulo cosquilleante y diferente.

El final de ese trazado, el hueco del coxis, suele ser para algunas mujeres un lugar de alta sensibilidad. Probablemente porque está próximo a las nalgas y su canal lleva directamente al ano.

Las nalgas son tan resistentes como sensibles y la excitación crece cuando se mezcla la estimulación desde afuera hacia el ano y se combina con unas leves bofetadas que las hagan vibrar con lamidas y caricias dirigidas lentamente hacia el centro.

Más abajo, sobre las piernas y rumbo a los pies, dos puntos guardan el misterio de la reacción excitante: la tersa piel que conforma los pliegues escondidos tras las rodillas y el espacio entre los dedos de los pies. Son dos rincones lejanos y ocultos, incluso para algunos amantes resultan extraños a las caricias más comunes. Sin embargo, y por ese motivo, encierran la clave de los misterios de las zonas erógenas, su estimulación produce un impacto nuevo, original, que hace estremecer y retorcerse de placer a la mujer.

También en las zonas próximas a los genitales existen dos de esos puntos especialmente sensibles: el ombligo, puerta de entrada al bajo vientre, donde las cercanías de la vulva amplifican la percepción de cualquier caricia, y los muslos. O mejor dicho, el interior de los muslos. Los contactos con esa fina piel son la clave de una excitación profunda que abre las piernas de la mujer y ofrece su intimidad. Su alta sensibilidad la hace receptiva a caricias con los labios, la lengua, la yema de los dedos y también al erótico deslizamiento del glande de un muslo a otro o incluso al juego del coito entre las piernas cerradas.

FUSIÓN CALIENTE

¿Es el juego del final o el final del juego?

La pregunta no es arrojadiza. Ni siquiera pretende ser un juego de palabras. Sólo plantea dos pensamientos que frecuentemente definen el coito según hombres y mujeres.

Desde lo más profundo de la cultura se pone al descubierto las necesidades primarias del hombre a la hora de las relaciones sexuales: la penetración es una acción indispensable y urgente. Alrededor de ese objetivo se concentra la mayor parte de su energía, con la erección como punto de lanza. Es el final del juego y por lo tanto lo más importante.

En general las mujeres ven esta situación desde un sentido diferente. Hacer el amor significa una sesión de diversas y múltiples etapas difuminadas que se mezclan entre sí para que se encienda la hoguera de la excitación. Y cada una se disfruta como la portadora de placer en sí misma hasta alcanzar la cima del gozo.

Dentro de esa escalada hacia el éxta-

El glande se apoya sobre la vulva, mezcla los fluidos de los dos órganos y luego se hunde deslizándose hacia el interior de la vagina con suavidad pero con firmeza.

54

El secreto para contraer la vagina está en ejercitar los músculos del pubis y del coxis. Un buen ejemplo para observar cuáles son los movimientos a realizar se encuentra al interrumpir repetidas veces la salida de la orina, contrayendo y relajando esos músculos.
El ejercicio consiste

Sigue pág. siguiente

sis el coito ocupa su lugar como esa expresión de unión carnal profunda que hace saborear satisfacciones y que, con la pasión desatada, transporta hacia el placer máximo. Es entonces cuando se transforma en el juego del final, que no siempre necesita ser el de la penetración.

Entre estos extremos, blanco y negro, existen tantos tonos intermedios como preferencias manifiesten los amantes. Porque las relaciones sexuales son ante todo armonía entre dos. Y esa armonía se representa en el reconocimiento del momento exacto para la penetración. El instante en que ambos logran un estado de excitación que se intuye en la erección más alta que él puede lograr y la lubricación natural de la vagina de ella, tras segregar fluidos durante los excitantes juegos preliminares; una suave capa que humidifica los labios y facilita la entrada y el abrigo del pene por la vagina.

Cuando el glande se apoya sobre la vulva, mezcla los fluidos de los dos órganos y luego comienza a hundirse deslizándose hacia el interior de la vagina con suavidad pero con firmeza. Esta imagen, aunque real, sirve sólo para ejemplificar un coito que sube la pendiente de la pasión poco a poco, haciendo desear al deseo. Pero no siempre es así. Existen amantes que despiertan una atracción violenta irreprimible que provoca una penetración abrupta sin preámbulos ni pausas en los vestíbulos. Una embestida profunda y salvajemente animal que reaviva el ardor. El pene se sumerge como una estocada y hace vibrar las paredes de la vagina, llenándola por completo hasta que los músculos se adaptan al miembro que late en su interior.

Las urgencias o los juegos de la pareja determinarán después el ritmo del coito: si se reclaman mutuamente acometidas breves, hondas, impetuosas para descargar la tensión del fragor cuanto antes; o si prefieren variar la cadencia y las formas de la penetración. Así, según las posturas del coito y quien lleve el mando del movimiento, se busca que el placer crezca serenamente. El hombre agita el pene dentro de la vagina, moviéndolo con golpecillos cortos y realiza penetraciones directas

en introducir un dedo en la vagina y aprisionarlo con contracciones musculares que duren entre tres y cinco segundos, para luego relajar. Esta operación se repite una docena de veces, por la mañana y por la noche, hasta que la elasticidad de los músculos pubicoccígeos hagan vibrar la vagina durante el coito.

La prolongación del coito

depende de la capacidad para mantener la erección retardando la eyaculación. Un hombre que domina la eyaculación a través de ejercicios mentales, desactivando parcialmente sus pensamientos eróticos o sobreponiéndose a ellos, puede controlar su excitación y la intensidad de la cópula. Así prolonga el coito

Sigue pág. siguiente

adelante y atrás. Luego varía la cadencia de la cópula y empuja para llegar hasta el final de la vagina en cada embestida. Y en una tercera variante, retira el pene en su totalidad para volver a entrar, haciendo un recorrido completo en cada penetración.

Estas combinaciones son innumerables y en cada una se encuentra el beneficio de una sensación distinta. A ellas se suman los movimientos laterales del pene dentro de la vagina con los golpes de cadera. O también lo que se llama comúnmente los juegos del gato y el ratón, en los que el hombre sólo introduce el glande en la vulva y lo retira, repitiendo varias veces lo mismo para aumentar en su compañera el deseo de ser penetrada.

Entre estos recursos está el de dejar que la excitación florezca de la calma. El pene se queda quieto tras una penetración profunda, mientras la mujer se siente plena y percibe los latidos del miembro. Y el hombre nota como su miembro es envuelto por una palpitante funda húmeda.

Cuando la mujer toma la iniciativa asume el mando completo para marcar el ritmo del coito y también el ángulo y los juegos de la penetración. Al cabalgar usando las caderas o rodillas como muelles, la vagina se acopla al pene y sube y baja frotando su piel desde la base hasta el glande, una y otra vez. El descontrol de la pasión origina a veces que un brinco desmedido provoque la salida del miembro, pero la lubricación de la vagina permite volverlo a introducir.

Para modificar esa cadencia la mujer varía el movimiento de cintura. En lugar de impulsarse arriba y abajo lo hace en rotación. Sus caderas giran hacia uno de los lados y luego cambian hacia el otro, sintiendo como el miembro roza las paredes de la vagina en redondo repetidamente. Este movimiento provoca además una estimulación más lenta, que favorece la intención del hombre de contener más su excitación.

Si el movimiento rotatorio se sincroniza a la vez con las caderas que suben y bajan, se produce un efecto de sacacorchos en espiral capaz de tranmitir simultáneamente una arrebatadora avalancha de sensaciones.

para que su amante llegue al placer lentamente y alcance el orgasmo antes o al menos simultáneamente con su eyaculación. También se emplean técnicas específicas para alargar el coito. Unas anillas de distintos materiales (marfil, plástico, madera) se colocan en la base del pene cuando está fláccido para que, una vez erecto, la opresión impida que la sangre se escape del tronco esponjoso y lo mantenga en estado de excitación.

La piel se desliza arriba y abajo provocando una cosquilleante efervescencia que se centra en el glande.

MASTURBACIÓN, SOLEDAD Y FANTASÍAS

Masturbarse es el primer contacto que una persona experimenta con el placer sexual. La autoestimulación hasta alcanzar el orgasmo es, además, una de las formas más corrientes del reconocimiento de la sexualidad que comienza en la pubertad y continúa de una forma más firme durante la adolescencia. Sin embargo, el autoerotismo no es una actividad que se manifieste exclusivamente durante el despertar del sexo, sino que se prolonga en la fase adulta de cualquier persona como un complemento más a su vida sexual activa.

La naturalidad de esta actividad se enfrenta a las creencias sociales, influidas por antiguos fundamentos religiosos dominantes, que crearon tabúes muy sólidos. Incluso hoy la masturbación sigue siendo una experiencia tan íntima y personal que en muchos casos se oculta a la propia pareja.

Sin embargo, la reivindicación de la masturbación transita incluso caminos científicos. Más allá de ser en sí misma una actividad placentera, que una mujer o un hombre llevan a cabo impulsados exclusivamente por un principio hedonista; es la mejor manera de liberar la energía acumulada tras un tiempo prolongado sin relaciones sexuales. Incluso reconocidos psicoanalistas la han recomendado como una placentera terapia a pacientes que viven a diario situaciones de presión estresante en sus actividades cotidianas o profesionales y que necesitan aliviar tensiones liberando esa energía acumulada.

Las técnicas son muchas y se ejecutan en la mayor intimidad que regala la soledad, serenamente y con tiempo para recrearse en las más agradables y sensuales fantasías eróticas que impulsan la excitación. Luego las manos ejecutan el placer.

Los hombres concentran todo su pensamiento en el pene. La piel se desliza arriba y abajo provocando una cosquilleante efervescencia que se centra en el glande y se expande al resto del cuerpo. La mente se transforma en una filmoteca erótica que rescata imágenes grabadas en la memoria y las recrea para aumentar el clima de tensión sexual. Recuerdos de relaciones anteriores, escenas filmadas, fotografías o textos eróticos que adquieren animación propia en la imaginación; deseos secretos aún no concretados que se hacen realidad para impulsar el placer solitario. La mano se adueña del miembro y lo frota rítmicamente, mientras la realidad virtual lo transporta hacia un mundo sexual ideal donde el protagonista asume el papel que prefiere, mientras siente crecer el calor al compás que disponen sus dedos. La fantasía se comunica con la realidad, las imágenes son cada vez más voluptuosas; la sensualidad da paso a la urgencia, mientras el miembro crece y responde a la excitación. Ensueño y realidad se confunden en una sola. Las visiones son cada vez más fogosas cuando la agitación ya es irremediable. Y el placer llega como una descarga violenta y convulsiva que agita el cuerpo, libera la mente y vuelve a separar la realidad de la ilusión, mientras un dulce cansancio se adueña del cuerpo.

Las mujeres responden al mismo principio para buscar el placer en la soledad:

un mundo de ensoñación que invade su entorno real. Pero ambas dimensiones femeninas son más ricas.

La fantasía crece sobre la suave sensualidad que siente en cada palmo de su piel y se proyecta en escenas cargadas de erotismo pausado. Los muslos responden frotándose entre sí al sentir las primeras descargas de aviso que suben de la vulva. Las manos acarician el cuello y los brazos, rodean los pechos y sienten en la yema de los dedos como el placer empieza a notarse en cada poro. La imaginación se adueña de todos los pensamientos para fijarlos en uno solo y único, esa historia de imágenes donde se reproduce el ardor que se adueña del cuerpo. Los dedos se mojan con saliva para deslizarlos alrededor de los pezones, que empiezan a responder con descargas que los endurecen. La marea del placer sigue subiendo. Las caricias alcanzan el abdomen y continúan bajando, el vello del pubis es una tentación para ensortijarlo en una caricia que aumenta la tensión por la proximidad de la vulva. Las manos no se detienen, aprietan y acarician el interior de los muslos. Una de ellas se dirige suavemente hacia el centro del placer, impulsada por la película que se proyecta en la mente, cada vez más atrevida, cada vez más caliente. Un dedo siente la humedad que denuncia la excitación, se moja en ella y se desliza en un viaje que roza la vagina y alcanza el perineo, para estremecerse y volver hacia arriba deshaciendo el camino para ocuparse del clítoris.

Lo deja al descubierto, lo toca y lo frota en círculos lentamente, mientras su piel se eriza. Las oleadas de placer se insinúan. La otra mano busca ansiosamente los pezones, que se endurecen al mismo ritmo que el clítoris. Ahora el frenesí se adueña de la imaginación y las manos tienen vida propia. Los dos dedos mayores buscan refugio, uno se sumerge en la boca y es chupado ansiosamente, el otro se desliza entre los húmedos labios de la vulva y penetra la vagina para ser atrapado por sus músculos tensos. Ya el descontrol pasional se convierte en vértigo y sofoco. Los dedos vuelven al clítoris tieso y eléctrico hasta que la tensión estalla en mil gemidos y jadeos que anuncian el final.

MASTURBACIÓN EN COMPAÑÍA

Masturbarse en pareja no sólo es un ensayo más en la búsqueda de placer sino la posibilidad de conocer los gustos sexuales del amante y satisfacerlos durante los juegos eróticos.

La mujer reconoce la mejor manipulación del pene, cómo cogerlo y cuáles son las técnicas más apropiadas para brindarle placer a su compañero. La clásica masturbación manual es distinta cuando la realiza otra persona. Se dispara la libido y el hombre se deja llevar envuelto por la sensualidad que le produce sentir el pene envuelto por una mano ajena. Y la excitación crece ante la incertidumbre de lo que va a pasar. Cómo se moverá esa mano.

La mujer maneja la situación acelerando o ralentizando el ritmo. Desliza suavemente la piel del pene arriba y

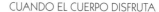

Mientras los pechos son lamidos con suavidad, el dedo mayor es absorbido por la boca de ella, que chupa ávidamente.

abajo, mientras con la otra mano acaricia el glande que crece en su excitación. La masturbación se acompaña con palabras lujuriosas, de deseo contenido, que disparan la pasión del momento. Sin frenar la cadencia, la mano libre acaricia el abdomen y los pezones de su compañero para deslizarse hasta el escroto. Un leve y repetido masaje ascendente hace vibrar el miembro. Los dedos reptan hasta el perineo para presionarlo y luego dirigirse al ano, donde una falange lo penetra al mismo tiempo que la mano sobre el pene acelera su ritmo. Esta combinación transporta al éxtasis que se derrama sobre la propia mano, sobre la cara o los pechos de la mujer.

Sin embargo, existen otras variantes para masturbar a un hombre sin usar directamente las manos. El pene excitado es aprisionado por ambos muslos simulando una falsa cavidad donde se produce un delicioso coito. El miembro, previamente cubierto de saliva por la lengua de la mujer, se desliza entre los músculos de los muslos, que ella tensa y relaja para aumentar la sensación placentera de las embestidas espontáneas y naturales de su amante.

Una tercera opción es la masturbación popularmente llamada *cubana*. El hombre excitado durante los juegos preliminares se sienta a horcajadas sobre el abdomen de su amante y coloca el pene entre los pechos. Ella toma ambos senos con las manos y los frota sobre el pene arriba y abajo; mientras, él responde con el movimiento de la pelvis adelante y atrás complementando el ritmo de los pechos. La mujer en plena masturbación intenta alcanzar el glande con la punta de la lengua para darle latigazos cada vez que se proyecta hacia su barbilla. Cuando los músculos de su amante se tensan y se nota la inminencia de la convulsión final, la mujer acelera la masturbación manualmente, hasta que el estallido gutural que acompaña el orgasmo se confirma cuando el semen moja la cara y los pechos de la mujer.

Si es el hombre el que brinda placer a su amante, la masturbación también revela los puntos álgidos que se deben tocar para hacer brotar la libido durante los juegos preliminares.

Todas las caricias que provocan la excitación de la mujer alcanzan su instante culminante cuando él desliza una de sus manos por el vientre, enreda sus dedos en el vello púbico y ante la inquietud de su amante toma contacto con el clítoris. Comienza entonces una danza con el dedo, frotándolo en círculos primero, luego hacia un lado y otro y más tarde arriba y abajo, variando la estimulación para aumentar el placer. Mientras tanto los pechos son lamidos con suavidad y apretados con los labios para hacerlos crecer y multiplicar las sensaciones. Al mismo tiempo el dedo mayor es absorbido por la boca de ella, que chupa ávidamente.

Sin dejar de acariciar y besar los pechos y el abdomen, la lengua se introduce en el ombligo; los dedos que acariciaban el clítoris abandonan momentáneamente su estimulación y se deslizan hacia abajo, frotan los labios vaginales y se empapan con abundantes fluidos. El dedo pulgar se introduce en la vagina, en tanto el dedo mayor, después de apretar el perineo, se estira para alcanzar la entrada del ano y presionar al mismo ritmo que el pulgar gira en las puertas de la vulva. Cambiando la posición es posible utilizar ambas manos en el empeño. Y lo que fue sólo una insinuación se convierte en realidad: dos dedos de una mano se introducen en la vagina y uno de la otra taladra suavemente el ano, en una penetración doble que aumenta el ardor de la masturbación. Cuando el éxtasis está al límite, un dedo se ocupa nuevamente de estimular a mayor velocidad y continuadamente el clítoris hasta que la agitación se vuelve insostenible, el cuerpo de la mujer vibra y las oleadas del orgasmo se transforman en la onda expansiva de una explosión sensual.

Este mismo final placentero también se puede alcanzar con otras técnicas manuales: apoyando la palma de la mano sobre la vulva, el pulgar señala hacia el clítoris, se apoya sobre éste y lo estimula con una frotación rotatoria; en tanto otros dos dedos (mayor y anular) se introducen en la vagina lubricada y sincronizan su movimiento al unísono con el pulgar, sin pausa y sin variar la intensidad.

Cuando la mujer toma también la iniciativa en su autoestimulación, encierra entre sus piernas un muslo o un brazo de su amante hasta que la piel toma contacto con su íntima humedad y comienza a frotarse suavemente, a golpes de cadera, hasta que la espontaneidad de los juegos eróticos encuentra otra zona erógena para seguir sumando excitación.

DUDAS HABITUALES

¿Supone algún perjuicio para la salud o para la vida sexual masturbarse frecuentemente?

En absoluto. No existe ninguna comprobación científica que relacione alguna disfunción sexual o algún problema físico con la masturbación. Al contrario, la liberación de la tensión sexual ayuda a la armonía cuerpo-mente. Además, la masturbación permite el mejor conocimiento del propio cuerpo y el uso de un repertorio de fantasías que redundará favorablemente en las futuras relaciones con otras personas.

¿La sexualidad de lesbianas y homosexuales es distinta a la conducta tipo de los heterosexuales?

Las relaciones entre lesbianas se desarrollan generalmente con menos prisa y más calma que las heterosexuales y son más ricas en variedad de juegos. La estimulación manual u oral es completa; todo el cuerpo se vuelve una zona erógena, antes de pasar a la excitación directa bucogenital, a la masturbación o a la frotación de las vulvas.

Los homosexuales se identifican con este mismo principio. Cuando las parejas son estables la actividad sexual es más ponderada y calma al inicio y durante la fase de excitación siguiente, antes del orgasmo. Aunque estas consideraciones estadísticas pierden eficacia ante la variedad de relaciones posibles y las particulares características que presenta cada individuo.

¿En qué consiste el llamado coito sajón?

Era un método empleado antiguamente como anticonceptivo casero, aunque la utilidad actual es la prolongación de la erección. Consiste en apretar con dos o tres dedos en la base del tronco del pene para retardar o evitar la eyaculación. Es preciso tener destreza a la hora de presionar en el lugar indicado y con la firmeza precisa para alcanzar el objetivo sin provocar dolor. Esta versión del coito sajón se da por bien ejecutada cuando detiene la eyaculación por algunos minutos, dando tiempo a que la mujer alcance el umbral del orgasmo.

¿Un pene de gran tamaño implica necesariamente un coito doloroso?

Los músculos de la vagina tienen una gran elasticidad. Es bueno recordar que en principio ese órgano debe responder al paso de la cabeza de un bebé, de modo que por más grande que sea un pene la vagina podrá acogerlo. Sin embargo, es preciso que la vulva esté muy bien lubricada y que la penetración se realice pausadamente para dar tiempo a la adaptación de los músculos. En estas condiciones el coito no suele ser doloroso aunque sí forzado. Asimismo es preciso recordar que existen «tallas» genitales que, cuando coinciden, hacen más placentera la penetración.

LA CIMA DEL PLACER

El objetivo es uno solo: obtener el punto máximo de placer. Para ello se acumulan caricias y besos, penetraciones, palabras y gestos. El organismo cambia, se transforma para crecer en esa necesidad de arribar al instante más álgido.

La escalada es parsimoniosa. Respetando sus propios tiempos de excitación, el cuerpo sube la montaña del goce, respondiendo a los estímulos. Cada paso conduce a la erección más vibrante que el hombre puede conseguir, señal de su disposición para alcanzar la cima deseada. Cada paso lleva a la mujer un poco más arriba en la necesidad de lograr el ansiado clímax que la conducirá al estallido de satisfacción. Orgasmo es la palabra clave, sinónimo de placer sublime, de desborde violento de la pasión acumulada, que se libera y deja tras de sí un sereno remanso de satisfacción que eleva el cuerpo y la mente lejos de la noción de tiempo y realidad.

Cuando la temperatura ha subido a su máxima expresión se produce el clímax, ese voluptuoso instante preorgásmico.

ALCANZAR EL CLÍMAX

En soledad o en compañía, la sexualidad de la mujer necesita tiempo y energía para saciar su deseo. Tiempo para que los juegos eróticos, indispensables y nunca suficientes, la transporten decididamente hasta el clímax deseado. Energía, porque en la fuerza del apetito sexual se encuentra la capacidad final de gozar.

El clímax es ese instante preorgásmico, el más alto de la fase de la meseta, cuando la temperatura ha subido a su

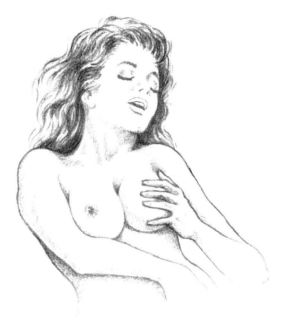

máxima expresión y cada caricia estimulante produce una descarga feroz que paraliza el cuerpo en un escalofrío gozoso. El compañero sexual que la transporta hacia ese clímax es el que tiene entonces la palabra. Deberá dirigir con exquisita delicadeza aquel barco en medio de una tormenta de placer. Allí utiliza su experiencia y los conocimientos de las preferencias de su amante. Si ella necesita acelerar el ritmo hasta la violencia o si precisa seguir subiendo, peldaño a peldaño, sin precipitaciones, hasta que el clímax ya no tiene vuelta atrás.

Mientras tanto las caricias se hacen más intensas en respuesta a los músculos tensos. Los ojos se cierran buscando mil imágenes que se agolpan y se suceden en la mente por la agitación ansiosa que la invade. En esos momentos extremos la mujer propaga vibraciones que se emiten por todo su cuerpo y pierde el sentido de la realidad. Ya no le importa nada de lo que la rodea. Sólo satisfacer ese deseo imperativo que la ahoga y la estremece. Porque está a punto de conocer el placer superlativo.

Los mecanismos que disparan la erección son tan variados como incontrolables o imperceptibles en algunos casos.

LA ERECCIÓN VIBRANTE

En el hombre ese estadio previo al orgasmo se identifica con el tono del pene. La erección es ancestralmente una demostración de virilidad. Pero no sólo porque es el obligado camino hacia el coito sino porque su carencia es signo de impotencia y supone una disfunción que le impide disfrutar plenamente de su sexualidad.

Más allá de los detalles anatómicos que facilitan la erección, por otra parte ya explicados, destacan los estímulos que la provocan. El pene posee movimientos involuntarios, pues el hombre no puede darle órdenes directas para que se erija, como al mover un dedo o tensar un músculo intencionadamente. Responde a una estimulación que proviene de la mente, desde el órgano sexual por excelencia que es el cerebro. Tal vez la situación más relevante y ejemplar de la involuntariedad son las erecciones nocturnas.

Un hombre se duerme y sueña. Y en su sueño erótico reproduce una antigua fantasía con una vecina: los dos encerrados en el ascensor, de noche, sin que nadie oiga sus llamadas de auxilio. El temor del primer momento crea una tensión en el ambiente que se desvía hacia los deseos contenidos y disimulados durante mucho tiempo. No hay palabras. Un cruce de miradas alcanza para reconocer la ocasión propicia. En esa nebulosa del sueño, él comienza a levantarle la falda, mientras le besa y lame los muslos. Luego empapa con la lengua la tela de la braga que escasamente cubre su triángulo íntimo; mientras ella se retuerce de placer entre gemidos. Él se observa en el sueño excitado y ansioso, con la piel húmeda por el sudor, la respiración agitada y el pene palpitante.

Un ruido lo despierta e interrumpe la ensoñación erótica. Y el hombre, sobresaltado y somnoliento, se descubre con su pijama empapado, la respiración apurada y una erección vibrante que lo sorprende.

No es preciso estar dormido para experimentar estas sensaciones. Los meca-

nismos que disparan la erección son tan
variados como incontrolables o imperceptibles en muchos momentos y responden
a ese instinto biológico que dispara la
libido, incluso en ocasiones, sin encontrar una causa concreta o al menos consciente

Aunque en otras oportunidades sí se
reconoce la llamada del deseo. Un roce
casual, la textura de una tela suave; una
mirada insinuante y provocativa; un olor
singular que penetra hasta lo más hondo;
un sabor sugestivo que despierta la lujuria y una palabra o un sonido sensuales
provocan automáticamente que el pene
se eleve de su posición de descanso. Es
una respuesta de alerta ante la excitación
que se acerca.

Sin embargo no todos los hombres tienen la misma respuesta. Algunos entran en
tensión con rapidez, mientras otros van
superando los estadios medios de la erección con más calma y a la espera de mayores estímulos para alcanzar el clímax máximo. También contribuye a ello la precipi-
tación de una edad joven que descubre

terrenos nuevos o la experiencia de un hombre maduro e iniciado.

Ciertos modelos sociales machistas han exacerbado el papel de la erección y concentran en él la importancia mayor de la relación sexual, ya que es la llave de la penetración. De modo que se transforma en una exigencia en lugar de ser una reacción gozosa y estimulante. La exigencia cede el paso a la obsesión y ésta termina provocando disfunciones que anulan la erección. Y lo que fue una explosión de vitalidad se transforma en un frustrante viaje al oprobio. Tal vez por ello las erecciones vibrantes, donde el miembro palpitante, erguido y que parece saltar sobre su base, se apresta a frotarse intensamente dentro de la vagina o a ser acariciado hasta alcanzar el estallido final, se logran, generalmente, en la mente.

Una predisposición sana y natural a gozar de los estímulos nace en el cerebro y se prolonga en el cuerpo para que éste responda según las necesidades del momento.

ESTALLA EL GOCE

El orgasmo es la frontera última del placer sexual. Más allá no existe nada, sino volver a comenzar para sentir otra vez el placer supremo. No es ésta una conclusión definitoria sino la transcripción de sensaciones vivas.

La mujer goza el orgasmo como el momento más esperado en el que todas sus energías internas confluyen para asirse fuertemente a esos instantes deliciosos, individuales e intransferibles.

La estimulación previa ya ha logrado la excitación máxima; la tensión muscular y la aceleración de la sangre alcanzan los límites; ya no cabe más aire en los pulmones. Durante el *big bang* interno, la mujer siente como una sensación de calor palpitante invade su pubis; la vagina y el ano vibran en espasmódicas contracciones que se repiten en menos de un segundo. Unas contracciones que indican el momento álgido y que son variables en función de la intensidad. A ma-

yor intensidad y calidad del orgasmo el número de contracciones aumenta (se puede alcanzar hasta quince) para prolongar
ese instante sublime.

Al ritmo de esas sensaciones que pre-
sagian lo ansiado, las manos se aprietan al
cuerpo del amante clavándole los dedos
como si descargara la tensión a través de
ellos. Los pezones alcanzan su máxima
erección y dureza. Las puntas de los pies
se curvan por la fuerza que proyectan. La
mente se ve superada por el clima de de-
liciosa crispación. El momento culminante
ha llegado. El universo se paraliza en un in-
finito segundo. Toda la tensión acumulada se libera de un solo y vibrante golpe.
Fluye y se escapa placenteramente por el
cuerpo esa excitación ardiente que segundos antes estaba contenida. Y los gemidos de placer se convierten en arreba-
tados gritos de liberación por donde se
escapa el aire acumulado. Es la violenta
satisfacción del estallido íntimo.

Algunas mujeres, sin embargo, responden con actitudes distintas, siempre inconscientes. En ocasiones, los gritos se

Tres son los niveles de orgasmo más habituales y que se reconocen en función del centro de placer que los provoca. El clitoriano o superficial, se produce por la estimulación del clítoris. El medio o vaginal, cuyo foco principal se halla en diversos puntos de la zona vulvar y en la propia vagina. Mientras que el tercer nivel, el profundo, también denominado uterino, responde a la estimulación del punto G y es menos común que los dos primeros.

El orgasmo aparece como una violenta cara de la satisfacción.

convierten en sordos quejidos acompañados por gestos de serena satisfacción, que se extienden en el tiempo reclamando una estimulación pausada para seguir gozando de la prolongación del placer.

Y al estallido le sigue la calma.

Cuando las ondas placenteras bajan su frecuencia y el cuerpo reduce su tensión, se inicia la fase de resolución del orgasmo o vuelta a la calma. Los pechos reducen su tamaño y los pezones y las areolas se ablandan. Poco a poco, entre suspiros de alivio y espasmos esporádicos, la congestión de los labios de la vagina se reduce, igual que el tamaño del clítoris. El rubor provocado por la excitación disminuye y el gesto crispado se torna plácido y satisfecho.

ORGASMOS CONTINUADOS

La naturaleza sexual femenina encierra una ventaja preferencial, comparándola con la del hombre: puede gozar un orgasmo detrás de otro, sin una transición prolongada entre ellos. Es decir, puede saltarse la fase refractaria que debe cumplir obligatoriamente el hombre entre una eyaculación y la siguiente erección que le lleve al orgasmo.

Esta capacidad del organismo femenino es en realidad potencial, ya que no todas las mujeres experimentan multiorgasmos, ya sea por desconocimiento, por falta de estímulos o simplemente porque no lo ponen en práctica.

No se conocen demasiados fundamentos científicos para justificar los orgasmos múltiples. En principio podrían deberse a una mayor concentración hormonal que favorece el mantenimiento de la excitación y la congestión de los genitales alcanzados en el orgasmo anterior. De modo que si la mujer continúa siendo estimulada no iniciará todo el ciclo desde la fase inicial, sino desde ese nivel alto de la fase de meseta; a partir del cual le resulta relativamente sencillo lograr un nuevo orgasmo, si es debidamente excitada.

Este privilegio femenino no es entendido muchas veces por los amantes varo-

Autoestimularse es uno de los métodos más eficaces para encadenar varios orgasmos continuados.

nes. Tras la eyaculación, los hombres tienen el impulso de abandonarse a la modorra, tentados por el inicio del período refractario o de recuperación. Esa etapa fisiológica y una cierta tendencia al egoísmo o el desconocimiento de la capacidad multiorgásmica motivan que desatiendan a su pareja, justamente cuando la mujer más necesita continuar con la estimulación para obtener esos nuevos picos de placer.

Un hombre más atento o dispuesto, en cualquier caso, tampoco tiene a veces la experiencia o el conocimiento suficientes para medir con exactitud qué tipo de estimulación necesita su amante. Después del orgasmo, la vagina, el clítoris y los pezones quedan especialmente sensibilizados y una manipulación rápida o intensa pueden provocar dolor y por tanto un efecto inverso al buscado.

En muchos casos es la autoestimulación el medio más eficaz para encadenar una serie de orgasmos. Nadie mejor que la propia mujer conoce la caricia exacta, ese suave ritmo que palpita en sus centros de placer para crecer hasta elevarla a otra cima del deleite total. Y así sucesivamente, mientras la energía interior incite a más y hasta que el cuerpo fatigado pida calma, envuelto en una sensación definitiva de saciedad.

LIBERAR LA PASIÓN

Una sensación va ligada íntimamente al orgasmo masculino: la inevitabilidad de la eyaculación. Cuando el pene se endurece y vibra como una vara de acero, una agresividad animal se apodera del cuerpo y la respiración entrecortada está a punto de alcanzar la asfixia momentánea. Los testículos se suben hacia su posición más elevada para anunciar la inminencia. El calor se torna insoportable y los músculos tensos se transforman en rocas. El pulso galopa y repercute en el glande palpitante, mojado por las primeras gotas de secreción. En su interior, los vasos deferentes comienzan a contraerse para empujar el semen hacia la uretra. En ese instante preciso, el hombre sólo tiene un pensa-

En ese instante preciso el hombre sólo tiene una sensación: no puede controlar la eyaculación, es inevitable y urgente.

No eyacular puede ocasionar problemas. Si un hombre excitado alcanza la fase de meseta pero no logra el orgasmo es probable que los testículos y la próstata demoren su descongestión. Esto provoca un clásico dolor testicular como consecuencia de la tensión acumulada y no liberada. Asimismo el uso hasta el límite de

Sigue pág. siguiente

miento y una sensación, advierte que no puede controlar la eyaculación, que es inevitable y urgente. Un instante después, las contracciones de la uretra se sincronizan con la próstata y se produce la eyaculación como una liberación de toda la pasión acumulada, representada en esa violenta presión que atenaza todo el cuerpo. El pene responde a los espasmos repetidos en una frecuencia menor a un segundo, y el hombre siente cómo el semen corre por la uretra caliente y punzante para saltar al exterior en potentes chorros cálidos, como un géiser.

El alivio es pleno.

Las señales de la excitación reclaman volver al estado de reposo. El flujo sanguíneo que provoca la erección disminuye poco a poco. Los testículos reducen el tamaño y descienden hacia su cobijo natural en el escroto. Se recupera la respiración normal después del marasmo incontenible de agitación.

La eyaculación concede un desahogo al organismo masculino y da paso al reposo durante su período refractario posterior. Una etapa en la que el descanso obligado le impide volver a eyacular de inmediato.

Esta fase responde a las características de cada individuo. En algunos hombres dura sólo algunos minutos y la erección no se pierde totalmente. Mientras que en otros, por falta de estímulo o de deseo, se alarga más tiempo; alcanzando horas en los casos de personas de edad más avanzada.

La potencia sexual es muy difícil de medir porque depende de innumerables variantes, lo que impide elaborar parámetros fiables de normalidad. Hay hombres capaces de eyacular tres o cuatro veces en un lapso de pocas horas. En tanto que otros se conforman con un orgasmo solitario. Algunos estudios científicos, sin embargo, ofrecen una explicación: conservar una libido inquieta y mantener una actividad sexual frecuente favorece el aumento de la potencia masculina.

técnicas para contener la eyaculación, puede provocar que ésta se produzca en la propia vejiga. Este hecho no es preocupante más allá de las molestias temporales que produce en los testículos y el estado de insatisfacción que invade al hombre. Sin embargo si se repite en muchas oportunidades podría provocar disfunciones en su eyaculación normal.

DUDAS HABITUALES

¿Es muy difícil alcanzar el orgasmo simultáneo durante el coito?

Llegar al gozo simultáneo cuando una pareja hace el amor es un objetivo ideal muy difícil de alcanzar. Y tampoco resulta en absoluto frustrante no lograrlo. Es preciso que la pareja cultive una armonía natural y el conocimiento mutuo de sus preferencias sexuales y de sus tiempos de excitación. Por lo general, es el hombre el que se contiene hasta que la mujer alcanza la cima orgásmica. Entonces él se libera y acelera el estallido de la eyaculación. Indudablemente es posible la coincidencia, pero no es determinante para que la relación sexual sea satisfactoria. En cambio, sí es importante que este método sea utilizado para que los dos amantes logren alcanzar el clímax, aunque no sea simultáneo.

¿Cuáles son las causas de la impotencia?

Diversas enfermedades y disfunciones físicas generan impotencia, aunque también pueden provocarla la reacción al abuso de drogas, de alcohol o de cierto tipo de fármacos.

Sin embargo, un porcentaje mayoritario se debe actualmente a causas psicológicas: barreras inconscientes, producto de traumas del pasado; situaciones estresantes que anulan el deseo sexual o impiden la concentración en los estímulos que provocan la excitación; depresión o una disminución brusca de la autoestima, entre otras razones, son el origen de impotencias parciales que pueden ser revertidas generalmente con tratamientos apropiados.

¿Qué problemas puede acarrear fingir un orgasmo?

Muchas mujeres soportan aún sentimientos de culpa por no alcanzar un orgasmo pleno e intentan disimular ante sus amantes fingiendo el máximo placer durante sus relaciones sexuales. Este hecho en sí mismo no supone ningún problema físico inmediato para la mujer, aunque sí le produce una sensación de frustración que la angustia en soledad, porque el temor le impide comunicárselo a su pareja. Lo cierto es que la mejor solución es el diálogo. Hablar sobre las necesidades y preferencias sexuales de la mujer y de qué modo pueden ser satisfechas con la participación activa del hombre.

Fingir durante mucho tiempo el orgasmo puede desembocar en la anorgasmia, es decir la inhibición del deseo sexual.

¿Existe la eyaculación femenina?

La consecución de un orgasmo extremadamente profundo, durante el cual fue estimulado el llamado punto G, puede provocar la salida convulsiva de un fluido más espeso del habitual, similar al semen, a través de la uretra. También la cantidad de esa sustancia es mayor de lo común y suele mojar abundantemente el espacio donde se halla la mujer. Y aunque esta especie de eyaculación femenina no es habitual, tampoco es alarmante que se produzca.

POSTURAS

Vencer la rutina, y la monotonía que provoca, han sido los principales argumentos desde la antigüedad para poner en práctica las casi infinitas posturas que una pareja puede adoptar al hacer el amor. Y es verdad. Incentivar la imaginación ayuda a renovarse y a variar para huir de la repetición. Sin embargo, esta necesidad de cambio debe estar impulsada por el propio deseo, por esa búsqueda inquieta de renovados placeres compartidos. Cambiar de postura una, dos, tres veces al hacer el amor no es una práctica en sí misma, como si fuese un ejercicio gimnástico o la banalidad con forma de libro oriental, sino una manera de alcanzar nuevas cuotas de goce. La intención es renovar las sensaciones, prolongar o aumentar la pasión y el placer, con la más absoluta libertad de decisión. Por lo tanto las posturas no son recetas cerradas. Al contrario, cada pareja debe adaptarlas a sus posibilidades físicas y a sus propósitos, modificándolas en todo lo que cabe si con ello se alcanza el objetivo de darle a la relación un incentivo nuevo. Para ello es importante dejar a un lado inhibiciones, aprender a descubrir la postura adecuada para cada momento y lugar y dedicarse al sexo en plenitud.

EL MISIONERO

Es una postura clásica, sencilla y cómoda en la que la amante permanece
acostada, con las piernas abiertas y flexionadas, mientras él se arrodilla entre sus
muslos. El impulso vehemente para una
penetración honda hace que él se acues-
te sobre su amante, apoyándose sobre
los codos. Esta posición facilita el acople
armónico de parejas con tallas distintas y
permite una cópula profunda sin riesgo
de roces incómodos en la vagina, incluso
cuando el pene es de un tamaño mayor
al común.

Mientras él inicia sus penetraciones
cortas, lentas y continuadas, ella, aparentemente en una posición pasiva, participa
elevando suavemente las caderas para
seguir el ritmo de su compañero. Un ritmo que se eleva muy lentamente, para

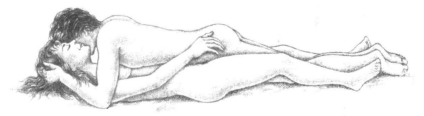

prolongar y acentuar el placer, incluso frenando conscientemente la velocidad que desata la excitación del momento.

Ella, entretanto, aprieta los brazos de él o acaricia su pecho copiando la cadencia lenta de las embestidas. Con la misma intención coloca las manos sobre los glúteos de su compañero para marcar el compás de las penetraciones. Mientras la excitación crece, él baja hasta la boca de ella y la besa suavemente, pasando a hurgar con la lengua en las orejas y el cuello, recorriendo el camino descendente hacia los pechos.

LA HAMACA

Sentado sobre la cama, él reclina levemente la espalda contra la pared o la cabecera de la cama, mientras flexiona las rodillas. Ella se coloca de pie con las piernas a ambos lados de la cintura de él. Luego baja y se arrodilla con las piernas abiertas e inicia una penetración suave. Sus manos se apoyan en los hombros y los acaricia circularmente. En tanto él se

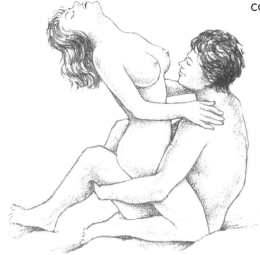

coge de sus muslos y los levanta suavemente meciendo arriba y abajo las caderas de ella para dirigir el ritmo del coito.

Esta postura, frente a frente, deja los pechos de ella a la altura de los labios de él, situación que aprovecha para aumentar la excitación de su pareja lamiendo y presionando alternativamente los pezones, incluso estirándolos un poco con los dientes y potenciando la intensidad a medida que el ardor crece. La mujer, a medida que aumenta la excitación, abandona los hombros y presiona con las uñas el pecho de su amante o le introduce lascivamente un dedo en las orejas o en la boca.

EL SOMETIDO

La mujer es la dueña de la situación en esta postura. Él, acostado y estirado, separa las piernas y simplemente espera a

que su amante se arrodille sobre él, dándole la espalda y descendiendo para introducir el pene en la posición que más
le agrade, parcial o totalmente, e imponer el ritmo que su excitación necesite en
cada momento.

Ella tomará de las muñecas a su compañero con el doble sentido de inmovili-
zarlo y apoyarse en él para tomar impulso
al elevarse en cada movimiento del coito.
La mujer es quien manda en esta postura. Incluso puede dejarle libre una mano
para que él intente alcanzar uno de
sus pezones mientras ella, con la
mano liberada, aumenta su excitación estimulándose lentamente el clítoris.

Los movimientos de las
caderas no sólo marcarán
el ritmo del coito, son
también la fuente del

placer de su compañero: ella podrá agitarse arriba y abajo, adelante y atrás o haciendo círculos, siguiendo la cadencia de su masturbación.

Un pene no demasiado largo pero sí grueso es ideal para aumentar la excitación de ella en esta postura.

EL ATRAPADO

Él se estira de espaldas y con las piernas prácticamente cerradas espera pasivamente a que ella se siente sobre él. Los pies de ella se apoyan atrapando su cabeza, después estira y abre ligeramente las piernas. Apoya sus manos a ambos lados de las piernas de su amante, mientras las manos de él la toman por

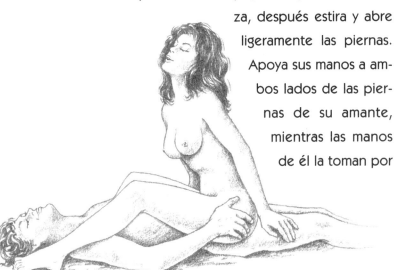

las caderas para ayudarla en el movimiento ascendente-descendente. El ritmo está bajo el control de ella. Él acepta la dominación con placer y la estimula levantando la cabeza para besar o lamer sus piernas. Incluso puede atreverse y liberar una mano para acariciar suavemente el interior de los muslos de ella hasta alcanzar el clítoris y masturbarla con un pausado movimiento lateral.

Esta postura es genital casi exclusivamente. Todo el placer se concentra en la penetración. La escasa apertura de las piernas de ella hace que los músculos de la vagina abriguen el pene en un contacto pleno que multiplicará las sensaciones de la pareja.

Los movimientos de ella para encontrar su mejor posición en el momento de iniciar la relación deben ser cómodos y seguros, ya que cualquier problema muscular o de desequilibrio restará ambiente al clima de pasión que los dos crearon en los preliminares.

EL ABRAZO TOTAL

Ambos de pie, frente a frente. Él la toma por las nalgas y la ayuda en el impulso que ella realiza para entrelazar las piernas en su espalda y cogerse con los brazos alrededor del cuello, en un abrazo absoluto. Esta postura permite sensaciones diferentes y muy intensas: un cara a cara tan cercano e íntimo que posibilita intercambiar profundas miradas, el aliento que crece en agitación y los labios que recorren con besos las caras y los cuellos, para acabar fundiéndose en un lento, húmedo y profundo beso en la boca, tan profundo como la penetración que se realiza al mismo tiempo.

Los pechos de ella transmiten las descargas sensibles de los pezones cuando rozan contra el pecho masculino. Mientras, él controla la cadencia del coito moviendo las caderas de ella a la vez que soporta su peso. Incluso para ampliar el placer de la mujer es necesario realizar el movimiento de arriba abajo de manera que el pene roce el clítoris al entrar y salir de la vagina.

Para que esta postura se realice cómodamente es preferente que la practiquen mujeres de peso ligero y hombres con potentes brazos, capaces de resistir el esfuerzo durante un tiempo prolongado, sin disminuir su capacidad de gozar.

LA OFRENDA

A cuatro patas, apoyada en las rodillas y los antebrazos, ella arquea levemente la espalda y eleva las caderas ofreciendo su grupa y esperando la acometida. Él se arrodilla detrás ejerciendo el control de la situación. Sus manos pueden apoyarse o apretar los glúteos, acariciar o besar su espalda. O incluso estirar los brazos para que los dedos se deslicen rozando el abdomen de su compañera hacia arriba, hasta apretar sus pechos colgantes y endurecer los pezones con persistentes pellizcos.

Esta postura primitiva y ancestral realza la actividad de él, mientras la mujer está a expensas de sus caricias. Ella se debe mantener equilibrada y firmemente apoyada aunque distendida, para favorecer la cadencia que imponga su compañero.

La penetración es profunda y puede ser muy placentera si el pene es largo, ya que la entrada y salida de la vagina roza frecuentemente el clítoris. Cuando el ritmo del coito se incrementa, él sorprenderá a su pareja tocando los alrededores del ano para luego penetrarlo con un dedo, ya cercano el momento del orgasmo de ella. Para facilitar esta acción conviene lubricar previamente el ano con algún gel o aceite.

LA CARRETILLA

La mujer apoya los codos cerca del borde de la cama y permanece con las rodillas en el suelo, dándole la espalda a su compañero. Éste, de pie, la levanta vigorosamente cogiéndola por los muslos, como si fuesen las dos varas de una carretilla que va a echar a andar. Se introduce entre las piernas, mientras ella, siempre apoyada sobre los codos, resiste la embestida que le prodiga su amante. En esta postura permanece pasiva y goza

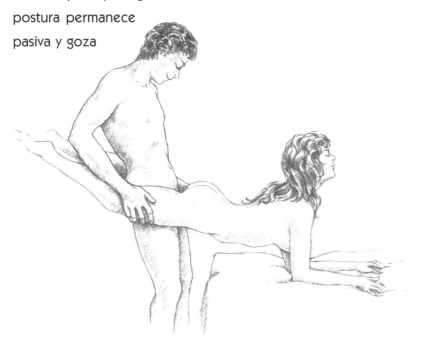

los beneficios del placer que le proporciona su compañero, que debe tener la
suficiente fuerza para sostenerla sin clau-
dicar a mitad del coito y además conservar la potencia para sostener un ritmo
continuo.

Es él quien lleva el control de la cadencia. Todo el estímulo se concentra en
el contacto genital. Y desde ese centro
del placer nace el deseo hacia los cuerpos. Las penetraciones profundas y con-
tinuas aumentan considerablemente la
excitación de él; mientras tanto ella puede sentirse más plena aún si el pene es
grueso o si él realiza movimientos ascendentes y descendentes durante la introducción.

LA SORPRESA

Ella se coloca de pie y de espaldas a
él. Luego flexiona la cintura hacia adelante, hasta apoyarse con las palmas de las
manos en el suelo, flexionando levemente las rodillas para evitar la tensión de los
músculos. Sus nalgas se ofrecen a su com-

pañero, quien se aproxima de pie y la toma por detrás, como si la sorprendiera, aferrándola por la cintura.

Con reminiscencias silvestres y primitivas en su esencia, esta postura, simple en su ejecución, tiene un componente animal, en la que ella se manifiesta pasiva y él lleva el control y el ritmo de la penetración.

Es recomendable que el pene sea de tamaño mediano para poder mantener una cadencia continuada del coito sin que resbale fuera de la vagina.

El placer de la pareja se concentra en la zona genital: el glande acaricia el clítoris en cada embestida y la vagina, poco abierta como consecuencia del escaso ángulo de apertura de las piernas, atrapa el pene, favoreciendo el crecimiento paulatino del ardor. En un momento dado, él reducirá el ritmo de la penetración y liberará una mano para acariciar la espalda de su compañera, presionar sus glúteos o acariciar su ano, para luego lubricarlo con los propios jugos de ella y terminar penetrándolo con un dedo.

EL MOLDE

Acostada de lado, la mujer se apoya sobre uno de sus hombros y mantiene las piernas juntas y recogidas, a medio camino de la posición fetal. Él adopta la misma postura y se pega a ella por detrás, amoldándose a la forma que ella ha dibujado con su cuerpo. Todos los movimientos son suaves. La penetración es lenta y con una fricción muy pronunciada ya que la posición de las piernas de ella ofrece una vagina semicerrada, cuyos músculos favorecen el roce cuando el pene se interna.

Es una postura que no ofrece ningún esfuerzo físico, ideal para dejar que la excitación crezca lentamente después de un día agotador: ambos cuerpos están apoyados de manera que el movimiento se concentra en la armonía de las caderas trabajando juntas.

Él aumentará la excitación de ella besando su espalda y su nuca, si su altura se lo permite, o siguiendo con la punta de la lengua el sensible recorrido de la columna vertebral, en su parte superior. Su mano libre puede tocarle el abdomen, meterle un dedo en el ombligo y seguir ascendiendo, rozando lentamente la piel con las uñas hasta acabar pellizcando uno de sus pezones.

Mientras tanto la única mano suelta de ella puede acariciar y apretar el muslo de él o autoestimular uno de sus pechos.

LA SOMNOLIENTA

Ella se tiende sobre uno de sus costados, mientras él se coloca detrás, deja que su pecho cubra la espalda de ella y que el pene crezca entre las nalgas de su compañera. El amante levanta la cabeza para iniciar un itinerario de besos por la nuca y cuello de ella y usa la mano más libre para hacer círculos en las aureolas de los pechos o frotar la palma sobre los pezones. La mujer eleva la pierna que no está apoyada, abriendo el camino a su vagina. Es una invitación que se convierte en gesto de autoridad cuando ella gira la pierna hacia atrás, envolviendo la cintura de su compañero, y lo atrae para gozar de una penetración por detrás.

Ambos amantes adoptan de esta forma una postura placentera y al mismo tiem-

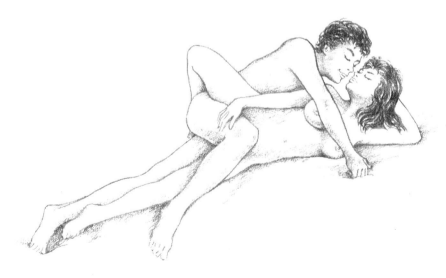

po cómoda, excepto cuando ella debe lanzar su pierna hacia atrás, en un gesto que necesita cierta dosis de flexibilidad; de lo contrario ese movimiento podría provocar algún inoportuno calambre.

Para estar equilibrado durante el movimiento del coito, él debe apoyar su mano libre por delante del pecho de ella y compensar la imposibilidad de las caricias buscando la boca de su compañera con sus labios para fundirse en un profundo beso. Las lenguas interpretan el mismo juego de penetración simultáneamente con la aceleración del ritmo del coito que persigue el orgasmo.

LA CATALANA

Acostada de espaldas, la mujer eleva las piernas mientras él se arrodilla enfrente y se sienta sobre sus propios talones. Luego la coge por la cintura para ayudarla a levantar las caderas y situarlas sobre sus muslos, mientras las piernas de ella descansan sobre sus hombros, con actitud de entrega.

Ella traza una trayectoria diagonal descendente desde sus pies, elevados sobre la cabeza de su compañero, hasta sus hombros, usados como punto de apoyo. Después de acariciar el interior de los muslos de su compañera, él desliza las manos hasta las caderas para cogerla con energía y atraerla hacia sí, sincronizando el movimiento con el impulso de ella. La penetración es profunda y su ángulo oblicuo provoca roces inéditos en las paredes de la vagina.

Para esta postura los amantes deben ser muy activos; es necesario dar y recibir para mantener de manera continuada la intensidad del coito. Ella aporta el impulso de sus caderas y ofrece el paisaje de su cuerpo. Él dispone de todas las imágenes para contemplar y aumentar su excitación: su pene erecto entrando y saliendo rítmicamente de la vagina; los pechos de ella siguiendo la cadencia del movimiento y la cara de su compañera expresando el placer que experimenta.

LA MEDUSA

Arrodillado, él desciende suavemente las nalgas hasta apoyarlas sobre sus talones. Ella se coloca de pie delante de él, dejando el sexo a la altura de la cara de su amante, como una invitación sutil. Luego desciende lentamente hasta colocarse en cuclillas sobre los muslos de él y apoyar los labios vaginales sobre el glande. Cara a cara, con sus pechos rozándose y sus manos libres, ambos comienzan a acariciarse, frotarse, rozarse suavemente y besarse por el cuello y los pechos, los labios y las orejas, los pezones, la nuca y la espalda, hasta ir subiendo poco a poco el grado de excitación. La lubricación de ella marcará el instante preciso en que iniciará el descenso, sentándose sobre el pene para lograr una profunda penetración. Él la cogerá en-

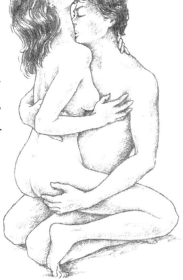

tonces por los glúteos para ayudarla en la continuidad del movimiento y también para regular el ritmo, aunque el control preferentemente lo lleva ella.

La postura no ofrece dificultades físicas y favorece el cara a cara para hablar o jugar físicamente con las lenguas. Si esta posición se adopta sobre una superficie dura es aconsejable colocar previamente un cojín bajo las rodillas de él.

LA ARAÑA

Ella se acuesta de espaldas con las nalgas apoyadas en el borde de la cama y deja caer las piernas sobre el suelo. Luego espera ofreciendo todo su cuerpo abierto. Él se arrodilla frente a ella, se introduce entre sus piernas y cogiéndola por los muslos con ambas manos se apoya para impulsarse en la penetración. La mujer, pasiva, se aferra con las manos al borde del colchón para resistir las embestidas de su fogoso amante. Sus caderas adquieren movimiento propio acompasando la cadencia que él propone. Cuando se alcanza la armonía del movimiento él puede variar la penetración alterando el ritmo y la profundidad de la penetración o combinándola con movimientos rotatorios que le hagan sentir a ella la plenitud del pene en cada rincón de su vagina.

Él tiene la posibilidad de abandonar los muslos de su compañera y usar sus manos para aferrar las de ella, transmitiéndole su energía sexual creciente. También puede echarse hacia adelante y acariciarle los pechos, pellizcar los pezones, lamerle el ombligo y recorrer con sus dedos el camino hasta el clítoris para estimularlo con suaves masajes laterales.

EL MUELLE

Echada de espaldas, la mujer con una actitud de entrega total, abre sus piernas para permitir que él se arrodille entre ellas. Luego eleva las caderas y apoya las nalgas sobre los muslos de su amante, pasando ambas piernas a los lados de su cintura, hasta que sus sexos se unen. Pero una pequeña variante de esta postura multiplica ese deleite. Ella flexiona una pierna, apoyando la planta del pie sobre el pecho de su pareja. Se inicia así un juego perverso de aceptación y rechazo. Él lanza todo el peso de su cuerpo hacia adelante, buscando una penetración más profunda. Ella se resiste formando un muelle con su pierna. Pero cede poco a poco, aumentando el deseo de su compañero por poseerla. Cuando ya lo siente en su interior, lo vuelve a proyectar hacia atrás, iniciando el ritmo del coito.

Aunque la postura no le deja demasiada movilidad, ella hace reptar su mano libre por las nalgas de su compañero hasta alcanzar los alrededores de su ano, tocándole suavemente el perineo. En tanto él desata su excitación acariciando la cara de ella y apretando sus pechos y piernas.

LAS ASPAS DE MOLINO

Ella se tiende de espaldas con las piernas abiertas. Él se coloca entre sus piernas
boca abajo. Como dos aspas de un moli-
no engarzadas en el centro. Así inicia una
penetración diferente, que estimula particularmente la zona inferior de la vagina
provocando sensaciones desconocidas. La
posición requiere utilizar un movimiento
rotatorio durante la cadencia de la cópula, en lugar del tradicional desplazamiento
arriba-abajo. El pene erecto de deslizará
hasta la entrada de la vagina rozándola y
encubriendo una velada amenaza de dejar
a su pareja anhelante, para volver a ascender con vibrantes movimientos rotatorios.

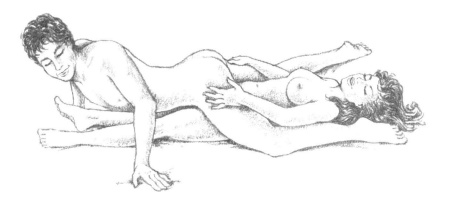

Esta postura es poco habitual y tiene un factor diferenciador: la sorpresa del tacto a ciegas, inesperado. Ninguno de los amantes puede ver el placer reflejado en el rostro del otro ni el destino de las caricias que le prodiga su pareja. La carga de excitación de la ansiedad ante lo desconocido aumenta el goce.

También son otras las caricias, los amantes están obligados a buscar nuevos caminos por la posición adoptada. Ella comenzará rozándole con las uñas y pellizcándole las nalgas, para seguir luego masajeándole la zona perianal y los testículos, hasta introducirle un dedo lubricado en el ano, cuya gran sensibilidad le despertará sensaciones sumamente excitantes. Al mismo tiempo él puede morder suavemente los talones de ella y explorar con la lengua la planta de los pies o introducirla entre los dedos con movimientos rápidos.

LA PROVOCADORA

Ella se acuesta de espaldas con las piernas ligeramente abiertas. Y mientras, él se

tiende sobre ella, como si fueran a practi-
car la postura de «el misionero», apoyándose con las manos a los lados del cuerpo.
La mujer eleva una pierna flexionando la
rodilla para llevarla hasta el pecho y apoyar el talón en la frente de él. Es un acto de
dominación y de control para marcar sim-
bólicamente los límites, y a la vez resulta
un desafío que aumenta las sensaciones
excitantes de su amante. Pero es él quien
dirige los movimientos del acto sexual a
través de la embestida de sus caderas.

El hombre, para prolongar la excitación se deshace del freno que le impone
el pie de su amante para descender be-
sándole el muslo y luego pasar a lamer y

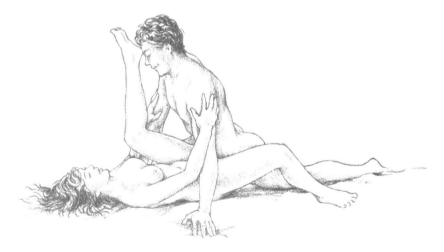

mordisquear las zonas sensibles de sus pechos, primero las aureolas y luego los pezones.

Ella dispone de sus dos manos libres para palpar con los dedos los tensos músculos de los brazos de su compañero o para pellizcar y arañar su pecho en una excitante provocación.

EL ABRAZO DE OSA

Él se sienta al borde de la cama con las piernas abiertas, dejando que su miembro se vaya poniendo erecto a medida que crece la excitación. Ella desciende sobre el pene sentándose sobre el regazo de su compañero y completando muy lentamente la penetración. Luego abraza con las piernas su cintura atrayéndolo hacia sí para que la cópula sea lo más plena posible. Sus cuerpos sienten las múltiples sensaciones del roce de la piel. Pecho contra pecho, inician un abrazo mutuo y estrecho en el que las manos acarician y aprietan las espaldas para armonizar mejor la compenetración del coito, cuya cadencia es casi imperceptible. Ella mueve levemente las caderas, ya que la máxima excitación va creciendo en el resto de puntos erógenos que se rozan y frotan encendiendo su actividad: cara a cara, los labios se juntan en besos largos y continuados en los que las lenguas se estimulan en una penetración que complementa el ritmo suave de los genitales. Todo el cuerpo transmite sensaciones para elevar la temperatura que conduce a la cima del placer.

TODO ABIERTO

La mujer se acuesta de espaldas con las piernas abiertas y elevadas. Él se arrodilla entre las piernas de su compañera, que se ajustan a los lados de su cintura, abriendo al máximo el ángulo de las rodillas para profundizar la penetración. Él impulsa su cuerpo hacia adelante, aprieta con las manos los pechos de ella y se entretiene en sus pezones con caricias circulares. Ella se deja hacer y abre un poco más el ángulo de las piernas para que él logre entrar aún más en su interior.

No es una postura que permita una penetración demasiado profunda ni tampoco la estimulación directa del clítoris. Sin embargo, esa carencia la obliga a ella a levantar sus caderas en busca de la satisfacción hasta sentir el pene en plenitud, en tanto él goza con la visión de los pezones erectos de su compañera y el crecimiento del placer que puede observar en su cara.

Ella completa el goce haciendo descender uno de sus dedos para autoestimularse el clítoris o apretar ambas manos de él, estableciendo una conexión de energía entre los dos amantes, cuando el orgasmo es inevitable.

LA PROFUNDA

Ella espera a su compañero con la espalda apoyada y las piernas muy elevadas y bien abiertas, en una ofrenda desbordante de erotismo. Él, arrodillado enfrente, se vuelca con energía sobre su amante penetrándola con un impulso decidido que lo lleva a hundir el pene profundamente. Los brazos del hombre, apoyados a ambos lados del cuerpo de ella, ayudan a sostener el ángulo de apertura de las piernas de su compañera. Incluso ésta puede apoyar sus pies sobre los hombros de él para estar más cómoda.

Esta postura permite grandes posibilidades de placer. Sólo existe una condición por cumplir: los juegos previos deben asegurar una abundante lubricación y una gran dilatación de la vagina para facilitar la penetración sin dificultades y hasta el fondo.

En el cara a cara de los amantes durante el coito se disparan las fantasías. La imaginación adquiere la forma de gestos cargados de deseo.

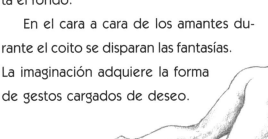

Las manos de ella se aferran a los brazos de él y clavan sus dedos en las nalgas para atraerlo más aún hacia su interior en cada vehemente embestida.

EL ARCO

La mujer se tiende de espaldas y arquea su cuerpo apoyada sobre los hombros y los pies. Sus caderas se elevan con las piernas abiertas tomando la iniciativa: la urgencia de su deseo le indica a su amante el camino a seguir para darle placer.

Es una provocación que él acepta, arrodillándose entre sus piernas y lanzándose hacia adelante a la búsqueda de las caderas elevadas de ella. El pene invade la vagina frotando el clítoris plenamente, trans-

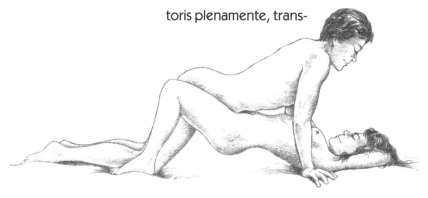

mitiéndole un goce electrizante y continuado.

Aunque es ella la que recibe más placer en esta postura, también le exige un
cierto esfuerzo para mantener el cuerpo
arqueado. Sin embargo, esta leve dificultad tiene sus compensaciones. Los amantes quedan cara a cara, aumentando tremendamente la intimidad del momento.
Sus cuerpos unidos por el contacto directo de caderas y abdomen armonizan la
cadencia del acto sexual de una manera
suave, sin precipitaciones.

Para aumentar la tensión y la excitación del momento, él desciende flexionando los brazos, apoyados a ambos lados de su pareja, para que sus cuerpos se
rocen y los labios recorran cada centímetro de piel.

LA CATAPULTA

Con su cabeza descansando sobre un
cojín, ella alza las rodillas hasta el pecho,
imitando la posición fetal. Las caderas
quedan elevadas. Él se arrodilla frente a

su compañera, la coge con energía por los muslos y se impulsa hacia adelante para lograr una penetración honda. Los pies de ella son el de apoyo de su amante para regular la intensidad de la embestida.

La postura exige ciertas condiciones físicas en la mujer: debe ser relativamente delgada y flexible, para retener sus piernas sobre el pecho durante varios minutos sin padecer dolores musculares que la desconcentren.

Los papeles parecen claramente distribuidos en esta postura: ella permanece pasiva durante el acto sexual y es él quien lleva el ritmo, sujetando y apretando las caderas de su amante con vehemencia sensual; aumenta la excitación cuando varía la frecuencia, la intensidad y el ángulo de la penetración. Sus movimientos se aceleran. Crece su agitación y comienza a frotar con más presión las paredes de la vagina y a estimular el clítoris aumentando el placer de su amante, en la búsqueda del clímax final.

CARA A CARA

La mujer, acostada de espaldas, junta las piernas y se prepara para recibir a su compañero, que primero se arrodilla y luego se estira sobre ella con las piernas bien abiertas, envolviéndola.

La pareja queda frente a frente. Él se sostiene apoyando las manos a los costados de ella. En tanto ésta usa las suyas para coger por las caderas a su compañero y dirigir el ritmo de su impulso al penetrarla.

La particularidad de esta postura está en las sensaciones que despierta. El ángulo de apertura de las piernas hace que la fricción entre el pene y el clítoris sea intensa y permanente durante todo el coito. La excitación crece como ondas expansivas desde el centro de la unión genital y se proyecta hasta los rincones más

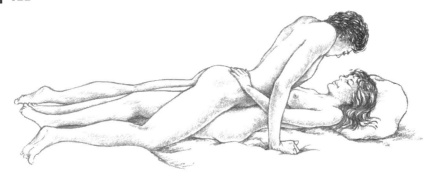

lejanos del cuerpo. Mientras tanto la pareja alimenta la pasión a través del cruce de miradas sugerentes, la contemplación de los gestos placenteros de ambos y los besos que puedan prodigarse aprovechando la posición cara a cara. Los labios recorren los ojos, el cuello y las orejas en un juego erótico que crece a la velocidad que impone el ardor de la cópula.

LA EXPLOSIVA

De pie, cara a cara y sin preámbulos. Así es cuando arrecia el deseo, cuando no es posible esperar hasta encontrar un lugar donde echarse. Él se equilibra adelantando uno de los dos pies para abrir el ángulo de las piernas. Ella levanta levemente una de las suyas para dejarla apoyada sólo sobre la puntilla, facilitando la acometida de su compañero. El hombre eleva aún más la pierna de ella, cogiéndola por el muslo, para facilitar la penetración en la que el pene entra profundamente y se retira de la vagina en cada impulso frenético, para volver a entrar con la misma fuerza y decisión. Son embestidas largas y potentes, cargadas de ansiedad.

Esta postura se facilita si él es más alto, ya que le permite doblar sus rodillas para lograr un mejor ángulo de entrada.

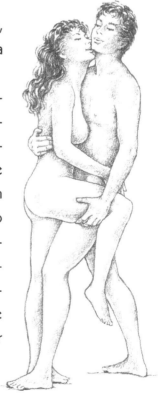

Simultáneamente, con ese intenso intercambio genital se desata toda la pasión del apremio. Ambos amantes se entrelazan en un profundo abrazo en el que las caricias y los besos se precipitan con desenfreno. Las pieles entran en contacto en un cuerpo a cuerpo pleno que aumenta la tensión. El coito se acelera apremiado por el deseo, se convierte en una danza descontrolada y termina siendo breve pero muy explosivo, estallando tras liberar toda la energía contenida.

LA AMAZONA

Él se acuesta de espaldas y apoya la cabeza sobre un cojín. Luego levanta las piernas ligeramente abiertas hasta llevar las rodillas flexionadas a la altura del pecho. Ella toma la iniciativa ante la visión del pene en todo su potencial, se coloca entre las piernas de su amante, y desciende lentamente hasta sentarse sobre el pene. Cuando lo siente latir en sus profundidades comienza a llevar el ritmo y la potencia del coito. Se parece a una amazona sobre su cabalgadura. La excitación la lleva paso a paso de un trote suave a un galope ardoroso, para acabar en una carrera desenfrenada.

Se invierten las posiciones que habitualmente adoptan los amantes, y esto agrega un toque extra de morbo altamente satisfactorio para ella. Su mayor libertad de movimientos le permite buscar distintos ángulos para variar la penetración y aumentar su placer.

Ella apoya sus manos sobre las rodillas de él o coge las suyas para mantener el equilibrio sobre la «montura» mientras la excitación la descontrola. Él acaricia sensualmente las piernas de ella y se recrea en sus pechos, acariciándolos y amasándolos al mismo ritmo que se siente cabalgado.

LA BALSA

Sentados frente a frente, los amantes se cogen por los brazos y se atraen mutuamente. Las piernas se estiran y se entrecruzan. La derecha de ella sobre la izquierda de él; la izquierda de ella bajo la derecha de él. La fusión se produce poco a poco en cada movimiento.

Siempre cogidos por los brazos, ambos sincronizan armónicamente un suave y alternativo movimiento de balanceo adelante-atrás, apoyados sobre los talones, que trasmite una corriente irresistible de estimulación a los genitales. El ritmo es lento y placentero. La excitación se siente crecer lentamente.

Aunque él tenga el pene más largo de lo habitual, algo ideal para esta postura, quizá no logre una profundidad máxima en la penetración. Sin embargo el placer se consigue con una fricción lenta, aunque constante. Los movimientos son tenues, pero continuados. Y para acompañar el vaivén, la pareja cierra los ojos y se sumerge en sus fantasías dejándose llevar por la imaginación hasta una balsa, sobre la que están haciendo el amor al sol, mecidos suavemente por las aguas del mar, ya que la sensación es muy similar.

LA LAPA

Él se sienta y abre las piernas en un ángulo suficientemente amplio para que ella se introduzca entre ellas y se siente de frente. Las piernas de ella lo atrapan por ambos costados. Luego apoya sus talones en las nalgas de él para impulsarse hacia adelante y lograr así que su vagina atrape y encierre total y absolutamente el pene.

Los dos amantes quedan frente a frente. Ella lo abraza, en un gesto apasionado y abarcador y en ese abrazo es en donde encuentra las fuerzas para impulsarse y ascender y descender pausadamente. Él pasa sus brazos por la cintura de ella para sostenerla con firmeza y garantizar una penetración más plena. Durante el acto sexual y una vez que ella está bien asida a su cuerpo, él le recorre la espalda primero con suavidad, hasta terminar arañándola levemente en un gesto de ardor que además excita a su pareja.

Ella procura quedar los más pegada posible al cuerpo de él, como adherida a su piel, e imponer un ritmo continuado, sin alteraciones. Cada acometida de sus caderas no será violenta sino tan medida que permitirá mantener la mitad del pene latiendo en su vagina, en cada movimiento de retiro.

La posición exige un cara a cara que facilita los juegos con la lengua y los besos en el rostro, el cuello y las orejas de la pareja, en un juego fogoso que eleva la temperatura de la relación.

EL FUROR SALVAJE

Ella se arrodilla y apoya sus manos en el suelo o en la cama, quedando a cuatro patas con las piernas separadas. Él se acerca por detrás, se arrodilla y se coloca encima de ella, abriendo las piernas para atrapar sus nalgas entre las suyas. Todo el peso del cuerpo se apoya sobre la espalda de su pareja. Se apresta a tomarla por detrás. Ella siente el calor y la excitación del contacto, arquea la cintura y eleva las caderas para que él pueda penetrarla con más comodidad. Él se hace con el mando, domina y lleva la cadencia. Ella lo provoca y lo incita empujando hacia atrás, moviendo las caderas en círculos, en maniobras que elevan la excitación del momento y disparan el acto sexual hacia el ardor supremo.

La postura tiene un morbo agregado. Desata esa ardorosa efusividad intuitiva y descontrolada que predomina en la vida salvaje. Muchos animales en su momento sexual más álgido adoptan esta posición para desfogar su torrencial pasión instintiva. Pero entre los seres humanos, además, facilita el sexo anal.

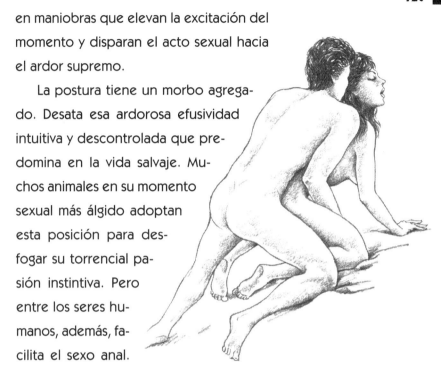

LA POSESIÓN

Se arrodilla sobre una mesa. Queda a cuatro patas, con los glúteos apuntando hacia fuera. Luego arquea la espalda, flexiona las rodillas como si fuese una pantera, lista para impulsarse en un salto, y eleva las nalgas para ofrecerlas en todo su esplendor. Él, de pie al borde de la mesa, la coge con fuerza por las caderas para afirmarse bien, quiebra un poco las rodillas, hasta que ambos sexos se tocan y se impulsa en una honda penetración.

Es importante que esta postura se realice después de haber practicado otras o de juegos preliminares intensos, para que la vagina, bien lubricada, permita deslizar el pene sin molestias ni dolores que interrumpan la creciente pasión que domina el momento.

Él, poseído por la excitación, lleva el ritmo con embestidas profundas, horadando y retirando el pene hasta apoyar el glande sobre los labios. Ella, lejos de quedarse pasiva, concentra su deseo en el impulso de sus piernas para llevar la cadencia del coito. Se balancea con fuerza hacia adelante y hacia atrás y mueve sus caderas en círculo sintiéndose plena. Cada

ondulación logra un efecto envolvente de
los músculos de la vagina sobre el pene,
que dispara el placer mutuo.

EL CANGREJO

Él apoya los glúteos sobre el borde
de la mesa, flexiona ligeramente las rodillas y se afirma sobre las puntas de los pies.
Ella, mientras tanto, se sitúa de pie ante él
pero dándole la espalda. Poco a poco
y en un movimiento cargado de sensualidad comienza a doblar la cintura como en una reverencia a
la vez que eleva las caderas. A
continuación se impulsa sobre
las puntas de sus pies y, con las
piernas abiertas, retrocede hasta tomar contacto con el
pene. Él la coge fuertemente por las caderas para orientar
la penetración, pero es ella la
que propulsa su cuerpo hacia
atrás, apoyando las manos sobre las piernas, hasta sentir el
pene en lo más hondo. Él, más

pasivo, recibe las embestidas directas o los meneos circulares que ella prodiga para sentir el roce estimulante sobre su clítoris, gracias al ángulo de la penetración.

Mientras se agita con voluptuosidad, su compañero, además de guiarle con las manos las caderas, pegadas a su pelvis, le pellizca las nalgas, acaricia los muslos y la espalda y también desliza un dedo, humedecido en saliva, hasta su ano, para introducir sólo la yema y acompasarlo al ritmo que ella propone.

LA MOCHILA

Ambos amantes están de pie. Él, detrás, se inclina y recuesta todo el peso de su cuerpo sobre la espalda de su pareja y la rodea con los brazos. Su pelvis se pega a las nalgas de ella y su erección busca el camino para llegar hasta la vagina anhelante.

Estos movimientos dependen de la altura de los amantes para que la postura requiera algunos ajustes: si él es más alto deberá doblar las rodillas hasta encontrar

la posición idónea para juntar los sexos.
En cambio, si ella es más alta, deberá fle-
xionar un poco las rodillas y abrir más las
piernas.

Se trata de un coito breve pero extremadamente caliente y explosivo, como
impulsado por esa ansiedad precipitada
del riesgo por lo prohibido.

La emergencia del deseo encuentra
en esta postura una salida rápida y gozosa, sin necesidad de ningún
elemento extra (ni cama, ni
sillón, ni mesa, ni silla). Ella se
siente salvajemente cubierta por su compañero, que
pasa las manos bajo sus brazos
para mimar sus pechos, desvian-
do una de ellas hacia abajo, para acariciar suavemente su vello púbico hasta estimular el clítoris con sus dedos. Ella, entretanto, demuestra su pasión lanzando sus
brazos hacia atrás y aferrando a su compañero por los glúteos para atraerlo aún
más y sentir en profundidad cada embestida.

LA BOA

Recostada boca arriba, dejándose llevar por la excitación del momento, abre y eleva las piernas flexionadas, invitando a su amante a poseerla. Él se tiende encima, y la penetra plenamente, mientras ella lo abraza cruzando las piernas a la altura de la cintura y entrelaza los brazos detrás de su cuello y espalda, como si fuera una serpiente que inmoviliza a su presa con la única intención de retenerlo en su interior.

En esta postura, la armonía del ritmo es compartido. Ella puede aumentar la excitación de su amante acariciando o golpeándole con sus pies en las nalgas y arañándole su espalda suavemente; además de besar su cuello e introducir su lengua en la profundidad de la oreja. Él, si se libera del abrazo, se coloca cara a cara y acompaña la cadencia del coito con besos profundos, luego desciende hasta los pezones y recorre la areola con la punta de la lengua o los lame y mordisquea alternativamente.

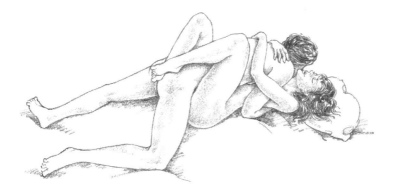

Esta postura está cargada de pasión y permite la excitación de numerosos puntos erógenos de la pareja, con un intenso juego de abrazos y el contacto piel sobre piel en cada centímetro del cuerpo.

LA DOMA

Él, con las piernas ligeramente abiertas, se sienta en una silla e invita a su amante a hacer lo mismo sobre su erección. Ella, atraída por la situación, abre las piernas con lentitud y se apoya sobre el pene, regulando la penetración con movimientos ascendentes y descendentes hasta quedar sentada a horcajadas en el regazo de su compañero, quedando cara a cara con él. Ella continua marcando la cadencia apoyándose en las puntas de los pies, marcando el descenso sobre el pene, hasta introducirlo totalmente en su vagina.

El morbo de la situación se apoya en que la posición de él es pasiva, pero al mismo tiempo transmite el dominio de la situación. Ella, en cambio, se muestra activa en su singular montura e impone el ritmo de su cabalgata como si tuviese que domar un potro bronco.

El cara a cara que propone la postura permite el intercambio de besos y de abrazos entre ambos amantes. Ella rodea el cuello de él con los brazos, mientras es acariciada desde las nalgas hasta el cuello, voluptuosamente a través de la espalda, hasta que es atraída con ímpetu. Cada vez que ella se eleva durante el coito, sus pechos quedan a la altura de la boca de su amante, que los lame y los muerde hasta llegar juntos al orgasmo.

LA TIJERA

Tendido de espaldas, él apoya los hombros sobre un cojín para elevar la cabeza y poder ser un espectador ávido cuando su amante abre las piernas y se estira en la orientación contraria, quedando con la cabeza entre las piernas de su amante y los pubis unidos, mientras las piernas se abren a ambos costados de él y ofrece su sexo palpitante.

La penetración, lenta y sensual, provoca variedad de sensaciones, ya que la parte inferior del pene roza con mucha intensidad el clítoris cada vez que entra o sale de la vagina. Ella se siente plena no sólo por la excitación que le produce la

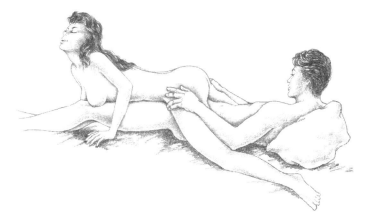

estimulación clitoriana sino por el intenso roce del pene sobre las paredes vaginales. El placer aumenta más aún cuando el pene se encuentra en su máxima erección.

El ritmo del coito es compartido, aunque es él quien, cogiéndola de los muslos, impone la velocidad, a la vez que tiene en primer plano las nalgas abiertas de ella, y aprovecha para aumentar su excitación dándole ligeros golpecitos, acariciando la zona perianal con uno de sus dedos o penetrando el ano lenta pero profundamente después de mojar con saliva su dedo mayor.

Ella, en tanto, acaricia, lame y mordisquea las piernas de su amante y eleva su excitación frotando los pechos sobre la piel de los muslos y las rodillas de él. Luego pasa una mano por debajo de las piernas hasta alcanzar los testículos para amasarlos suavemente.

LA BUTACA

Él se sienta y recuesta la espalda sobre un gran cojín para quedar inclinado;

luego flexiona las rodillas hasta que su posición se asemeja a la de un conductor recostado en el asiento de un coche. Ella se coloca de pie, frente a él, con las piernas abiertas. Después desciende sobre su erección hasta sentirla profundamente dentro. Entonces, eleva las piernas y las deja colgando sobre los hombros de él. Simultáneamente, él la sostiene de la cintura para evitar que se desequilibre hacia atrás y también para comenzar a marcar el ritmo del coito. Un ritmo suave y lento en el que la excitación paulatina puede más que las embestidas vibrantes. Cada amante reconoce en su interior el latido

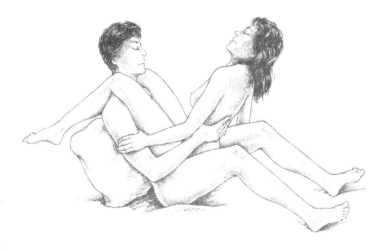

del sexo caliente del otro y va subiendo así, paso a paso, el ardor.

Si los amantes son ligeros y vigorosos la postura se facilita: él puede soportar sin dificultad el peso de su compañera concentrado sobre el abdomen y la pelvis, en tanto ella puede moverse con más naturalidad. Incluso mientras su compañero la sostiene por la cintura, ella aprovecha para acariciarle el pecho y la cara y con aire entre perverso y seductor introducirle un dedo en la boca y jugar con su lengua. Cuando ella se sostiene cogiéndose de los antebrazos de él, éste libera las manos para acariciarle los pechos y pellizcarle los pezones.

LA FUSIÓN

Él se sienta con las piernas bien abiertas y echa el cuerpo hacia atrás sosteniéndose con las palmas de las manos y los brazos semiextendidos, como si fuese a realizar una ofrenda. Ella se sienta entre las piernas de él y adopta la misma posición, después de pasar sus piernas por encima de las de su amante. Los dos sexos quedan frente a frente. Los amantes se impulsan hacia adelante para iniciar una penetración que se convierte en una fusión plena de las pelvis, en un auténtico beso de los genitales.

La unión que se logra es tan plena que poco importa el tamaño del pene, ya que esta postura se adapta incluso a un miembro corto. Asimismo, resulta gozoso para ella, pues además de la penetración profunda, producto de los dos cuerpos que hacen fuerza en sentido contrario, los huesos de la pelvis del compañero rozan y aprietan el clítoris provo-

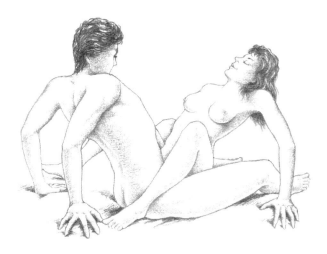

cándole sensaciones placenteras y estimulantes.

Puesto que la postura tiene un componente ciento por ciento genital, es ideal
para que ambos amantes se concentren
en un ritmo parejo durante el acto sexual,
combinando diversos movimientos rotatorios con las caderas; sobre todo ella,
que es quien prevalece a la hora de sostener la cadencia.

LA LIBÉLULA

Apoyada sobre uno de sus codos,
ella se tiende de costado. Él se acuesta
detrás, casi reptando, pega su pecho a la
espalda de ella y su boca a la nuca. Luego levanta una de las piernas de su compañera, pasa una de las suyas entre las de
ella y prepara el camino para penetrarla.
Las piernas de él se afirman en las puntas
para poder impulsarse e iniciar las embestidas.

Ella deberá ser lo suficientemente flexible para que la posición con la pierna elevada y flexionada hacia atrás no se trans-

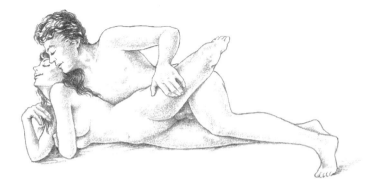

forme en una pose incómoda que perju-
dique su concentración.

Él da y ella recibe, así podría sinteti-
zarse esta postura. Aunque él debe apoyarse sobre uno de sus brazos, la mano libre está al alcance de cada centímetro
del cuerpo de su amante para acariciarle
el interior de los muslos, jugar con el vello
púbico y el ombligo, apretar sus pechos y
luego descender otra vez para estimular
el clítoris, simultáneamente con la penetración. Mientras le prodiga estas caricias,
su boca queda a la altura del cuello y la
oreja de su amante, para chuparlos, be-
sarlos y mordisquearlos, hasta llevar al límite la agitación y el deseo.

EL TORNILLO

Esta postura requiere un escenario especial, ya sea una cama baja o un colchón alto directamente colocado sobre el suelo. Ella se acuesta de espaldas dejando los glúteos al borde del colchón o la cama. Luego gira ambas piernas juntas hacia uno de los lados, quedando semienroscada. Él se arrodilla frente a ella y la penetra a través de la vagina prieta que asoma entre las piernas unidas. La sensación de los músculos vaginales palpitando y aprisionando el pene se acrecienta y se hace más placentera con una cadencia lenta.

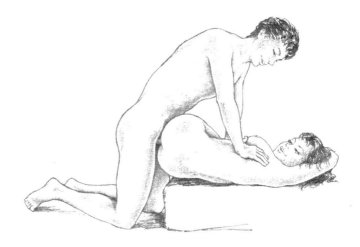

La postura sólo requiere de parte de ella unas caderas muy flexibles y una cintura relativamente estilizada para que pueda mantener la posición con naturalidad, sin esfuerzos.

Él dispone de las manos libres para posarlas sobre los pechos de ella, que se ofrecen frontalmente y en todo su esplendor, o también para introducir la palma de la mano en la entrepierna de ella y frotar suavemente su clítoris. Incluso un dedo deslizado entre las nalgas puede introducirse en el ano, previa lubricación, para jugar al mismo ritmo del coito en una doble penetración.

EL ESPEJO DE PLACER

Ella se tiende de espaldas, con los brazos a los costados de su cuerpo. Él se arrodilla frente a ella. Con una mano le levanta las dos piernas juntas hasta dejarlas en ángulo recto y las sostiene con el mismo brazo. Luego se vuelca hacia adelante, apoyándose en la mano libre, y se da impulso para penetrarla. Ella se afirma en

las palmas de las manos para soportar la fuerza de las embestidas.

Es él quien mane-
ja el ritmo del coito,
y su posición le per-
mite variar la intensidad
del vaivén y también el
sentido de la pene-
tración: adelan-
te-atrás; arriba-
abajo; izquier-
da-derecha, o imprimiéndole una rotación
a sus caderas que le hará sentir a su compañera la vagina más plena.

La pose presenta un cierto morbo que
se resume en «mirar y no tocar». Los amantes, por las posiciones que adoptan, tienen las manos inmovilizadas, ocupadas en
equilibrar sus cuerpos. Sin embargo, quedan cara a cara para la contemplación
mutua. La excitación creciente se puede
ver en los gestos que el placer dibuja en el
rostro del amante, a medida que aumenta la intensidad del acto sexual. Es como
un espejo en el que se refleja y multiplica
el deseo.

EL ÉXTASIS

Tendida de espaldas, ella abre las piernas para que su compañero pueda introducirse entre ellas. Él se arrodilla hasta sentarse sobre sus propios talones y coge las
piernas de ella para colocarlas por encima
de los muslos y a ambos lados de la cintura. Poco a poco, él la atrae hacia sí cogiéndola por las nalgas, y combina esta acción con la embestida de la cadera hasta
lograr el contacto pleno de los sexos. Antes de penetrarla, él toma su pene con la
mano y recorre lentamente los labios de
la vulva, introduce levemente la punta del
glande y la vuelve a retirar. Lo repite varias veces para elevar la excitación. La
postura permite que ella, con las piernas bien abiertas y las manos libres,
se autoestimule el clítoris, mientras
él la penetra decidida y profundamente.

El ritmo del coito tiene dos variantes: vivaz y explosivo si él afirma sus manos sobre los muslos de ella y se agita en una rápida cadencia; aunque también puede ser muy delicado si él se mueve con lentitud acompañando el ritmo leve que ella le imprime a su masturbación y deja sus manos libres para acariciar los pechos de su compañera, esperando que el orgasmo llegue sin prisas.

EL TRAPECIO

Él se sienta al borde de la cama con las piernas abiertas y recibe a su compañera, que se sienta a horcajadas sobre su miembro erecto. Luego pasa las piernas alrededor de la cintura de él. Los amantes quedan frente a frente. Ambos se aferran mutuamente por las muñecas con las dos manos y ella se deja caer hacia atrás, de modo que su cabeza pende hacia abajo, hasta casi tocar el suelo. Todos estos movimientos se realizan sin que el pene escape de la vagina.

No es una postura sencilla, ya que exige ciertos requisitos. Ella debe ser ligera y flexible y él lo suficientemente vigoroso para sostenerla en esa posición de equilibrista sobre el trapecio con absoluta comodidad. También es importante realizar todas estas acciones con suavidad para evitar riesgos, ya que una maniobra brusca podría provocar un esguince en el pene.

Si los amantes reúnen las condiciones físicas, esta postura posee una gran dosis de fantasía, sobre todo para ella, ya que su posición, cabeza abajo, aumenta su excitación al sentirse un poco desprotegida, casi dominada por su amante, quien al mismo tiempo la posee profundamente. Las nuevas sensaciones que ambos experimentan hacen crecer la agitación provocando un coito vibrante y cargado de potencia.

JUEGOS ERÓTICOS

Un famoso escritor decía que una relación sexual, como un cuento, consta básicamente de tres partes: principio, desarrollo y final. Saltarse cualquiera de ellas suele desvirtuar el conjunto. Y aunque la afirmación es relativa, como cada vez que se habla de sexo, tiene sus importantes dosis de verdad. Los juegos eróticos iniciales son esenciales para crear el ambiente propicio, para hacer crecer el deseo y que la pareja suba hasta el tono máximo que desemboca en el coito. Pero los juegos no sólo actúan como preparación previa. Besos, abrazos, caricias, o acciones menos comunes como lamer, arañar o mordisquear, también encierran un placer en sí mismo. Despiertan la sensibilidad de numerosas zonas erógenas y llenan el ambiente de sensualidad. Una sensualidad que se alimenta también con la imaginación. Pues si se parte de la premisa de que todo lo que conduce al placer está permitido en la relación sexual, la imaginación aporta bajo la forma de los sueños eróticos, las fantasías, los fetiches o el uso de los objetos más diversos para alcanzar el goce. Un bagaje ilimitado de emociones que apuntan a conseguir el placer máximo.

MASAJES ESTIMULANTES

El masaje en sus distintas versiones tiene una carga erótica destinada a sensibili-
zar a la pareja. Existen diferentes formas
de realizarlo, aunque todas respetan requisitos comunes: la ejecución pausada;
la presión adecuada y equilibrada para
diferenciarlo de una caricia o de un masaje terapéutico; la comodidad absoluta
del receptor del masaje, para que se encuentre relajado y predispuesto; un clima
que trasmita serenidad, con luz tenue y un
buen aroma que flote en el aire. En ese
ambiente, las manos se deslizan haciendo presión con las yemas de los dedos siguiendo un recorrido predeterminado.
Masajear los hombros y la nuca permiten
distensionar las típicas cargas cervicales
que se acumulan por el estrés, proporciona alivio, y también prepara el camino
para el placer. El masaje puede seguir por
los costados del cuerpo hasta la cintura,
para volver en forma ascendente por la
espalda; más exactamente deslizando ambos pulgares a los lados de la columna

vertebral, cuyas numerosas terminaciones nerviosas producen un efecto agradable y electrizante. Los glúteos son el siguiente destino de este masaje completo ejecutado con el compañero extendido y relajado. En esta zona, el masaje se convierte en una presión como la de un ave de rapiña, intentado coger con las «garras» los grandes músculos y deslizando los dedos hacia el comienzo del canal entre las nalgas. Sin pausas, el masaje continua en los muslos, cuya cara interior es la más sensible, sobre todo cuando se realiza con todos los dedos a partir de la rodilla, ascendiendo de forma lenta hasta llegar distraídamente a la entrepierna.

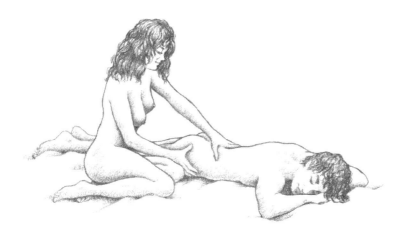

La siguiente estación son las pantorri-
llas, tan importantes como los hombros
pues allí se concentra la tensión del estrés. Ablandar esos músculos contribuye
aún más a la entrega. Y finalmente los pies,
reflejo sensible de todo el cuerpo, requieren un minucioso masaje en la planta,
avanzando centímetro a centímetro con
los dedos pulgares, haciendo una pausa
para presionar sobre el arco y luego continuar hasta los dedos.

Esta técnica se puede aplicar también
parcialmente, en una zona determinada
del cuerpo. Todo depende de la recepti-
vidad de la pareja y de la situación. Por
ejemplo, después de un baño conjunto,
las friegas para secar al compañero con la
toalla se pueden convertir en un masaje
pausado por todo el cuerpo, para sensi-
bilizar cada zona y luego hacer un segundo masaje suave, sin toalla, aplicando un
aceite para suavizar la piel. Estos recursos
aumentan la estimulación.

EL CALOR DE LAS CARICIAS

Acariciar deslizando delicadamente la yema de los dedos por cada parte sensible del cuerpo del compañero o compañera, rozando sensualmente la cara, los brazos, el pecho, el abdomen y cada zona erógena, incluso las más sensibles por excelencia, los genitales, tiene la particularidad de lograr dos efectos aparentemente contrarios, pero que se complementan: relaja los músculos de las tensiones y prepara el cuerpo para la relación sexual, ya que estimula la segregación de hormonas básicas en la excitación.

Todas las zonas del cuerpo son susceptibles de reaccionar ante las caricias, pero algunas, como los labios, los lóbulos de las orejas, las areolas y los pezones, el triángulo púbico, el interior de los antebrazos y de los muslos, las plantas y los dedos de los pies exigen detenerse en ellas y actuar con más mimo, para después proseguir con el «recorrido» de caricias imprevistas por otro lugar del cuerpo.

Se piensa habitualmente que las caricias se pueden realizar exclusivamente con las manos. Simplemente porque son las «herramientas» del cuerpo que mejor se manejan y con más coordinación se dirigen. Y en parte es verdad. Sin embargo, es preciso incentivar la imaginación para acariciar la piel de la pareja de una forma distinta y original que despierte sensaciones inesperadas. Se pueden inventar caricias, por ejemplo con los pies subiendo lentamente por la parte interna de las piernas, desde el tobillo hasta la ingle; deslizando suavemente una rodilla entre las nalgas o rozando casi imperceptiblemente con los labios todo el cuerpo del compañero, interrumpiendo el recorrido en zonas sensibles para acariciarlas con la punta de la lengua. La mujer puede volcar sus pechos

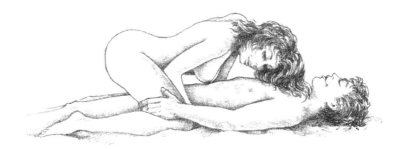

sobre la espalda de su compañero y dibu-jar tenues caricias con sus pezones rozando la piel. En tanto el hombre puede usar dos dedos para acariciar en forma de espiral los pechos de la mujer, desde afuera hacia el pezón.

Estas sugerencias quedan abiertas a muchas variantes, según lo que la inspiración proponga en cada momento íntimo. La gama de caricias sugestivas es tan rica y extensa como la iniciativa de cada amante.

MIL FORMAS DE TOCARSE

Igual que los masajes y las caricias, existen otras maneras de tocarse con el mismo fin de lograr la excitación, de jugar a aumentar la pasión. Y algunas de ellas son costumbres de la vida cotidiana, aunque trasladadas a la intimidad adquieren un tono más fascinador.

El abrazo entre amantes da a entender la necesidad de posesión, de contacto con el otro: entrelazando los brazos alrededor del cuello o de la cintura con ambos frente a frente, en un abrazo activo;

Los mordiscos y lamidas elevan de forma brusca la excitación.

o con uno de ellos de espaldas y pasivo que siente como su pareja le envuelve con sus brazos. También es un símbolo de atracción que se expresa con las piernas actuando potentemente alrededor de las mismas o de la cintura del amante, como atrapándolo. La suavidad o la fuerza del abrazo denuncian estado de excitación y es una forma de expresarlo y de gozarlo.

Sin embargo, sería un error hablar del abrazo aisladamente, como si durante el encuentro amoroso se practicara cada caricia o cada juego erótico separado de los demás. No suele ser así. Al contrario, tienden a combinarse, mezclarse para actuar simultáneamente a la hora de dar rienda suelta a las hormonas. Los socios más comunes de los abrazos suelen ser los besos y los mordiscos.

Besar es un contacto físico modificado en su forma por cada cultura, según sus costumbres y utilizado como saludo, festejo, consuelo, en fin, como demostración de afecto. Sin embargo en la pareja siempre tiene un punto más, el de la pasión. Pretende demostrarla o hacerla nacer, según sea el beso. Un beso profundo, labio contra labio, donde se entrelazan y juegan las lenguas invadiendo la otra boca, suele encender a los amantes de una forma rápida. Incluso es un ingrediente infaltable no ya en el juego previo, sino durante el coito.

La gama de caricias sugestivas es tan rica y extensa como la iniciativa de cada amante.

Pero si se pretende comunicar el cariño y elevar paso a paso el ánimo amoroso, el repertorio de besos suaves y tenues es también ilimitado. El «beso broche» atrapa cada uno de los labios de la pareja y tira levemente hacia afuera. Los besos en las comisuras como en otras parte de la cara, el cuello o las orejas pretenden incentivar el deseo. Y los besos sin localización fija, que se prodigan chupando y sorbiendo en los costados del cuerpo, bajo las axilas, en la parte inferior de la columna vertebral o detrás de la rodilla, sólo por poner algunos ejemplos, son generalmente infalibles para subir el tono de la tensión sexual. Esos besos tenues como alas de mariposas también se pueden convertir en mordiscos suaves o lamidas sobre las zonas musculadas para cambiar bruscamente las sensaciones y brindarle otra respuesta sensitiva a las terminaciones nerviosas. Los hombros; los pezones, los glúteos o el glande son, entre otros puntos, zonas que reaccionan inmediatamente ante el estímulo, trasmitiendo una corriente eléctrica hasta el cerebro cuando sienten el contacto inquietante de los dientes o la lengua.

EL AMBIENTE INCITANTE

Excepto en aquellos casos donde la pasión es arrebatadora y el deseo desbordado necesita una relación inmediata, sin preludios, los juegos eróticos preliminares se envuelven siempre en un ambiente agradable que responde a los gustos que estimulan a la pareja. Y recrea también situaciones que incitan a elevar el deseo sexual. Son diversas y se presentan en momentos distintos, incluso se complementan unas con otras.

La ceremonia de desnudar al compañero con parsimonia, tiene esos pequeños secretos que trasmiten oleadas de estimulante incitación: desabrochar uno a uno los botones, sin precipitarse; bajar las cremalleras con una calma sugestiva que aumente la tensión del momento o quitar las medias o los zapatos transformando la tarea en una excitante caricia que prolongue el instante. Para envolver estos momentos se suele hablar de ambientes que inciten a la pareja: luces tenues, aire gratamente perfumado, música suave conforman un clima sugestivo y eficaz. Sin embargo, conviene que la preparación del ambiente más adecuado sintonice con los gustos del compañero.

Asimismo, la ropa tiene mucha importancia, tanto la externa como la íntima. Desnudarse adquiere el protagonismo de los prolegómenos, cuando la decisión de la relación está ya tomada y no tiene marcha atrás. También las prendas que se utilizan juegan el papel de la atracción previa. La forma de vestirse no es otra cosa

El hielo es un invitado excitante a los juegos sexuales. Las experiencias vividas por numerosas parejas recomienda su utilización como estimulante en toda la superficie del cuerpo, pero especialmente en el ombligo y las plantas de los pies.

Sigue pág. siguiente

que una manera de expresar lo que se persigue, sin decirlo explícitamente. Las mujeres pueden recurrir a ropas ajustadas que marquen las formas del cuerpo y de colores diferentes a los que utilizan comúnmente; escotes, cortes sugestivos que dejen entrever mucho más de lo que muestran; transparencias que permiten adivinar las formas que supuestamente deberían cubrir. Éstos son recursos para que la indumentaria cumpla también su función en la seducción. Aunque siempre es preciso tener en cuenta los gustos del compañero porque, finalmente, es a él a quien está dirigido el juego. En el hombre, el papel de la ropa exterior se difumina algo. Sin embargo el cuidado personal, suele ser un argumento que siempre seduce. La ropa nueva o bien limpia y planchada, otorga un aspecto higiénico que mejora considerablemente la imagen personal. No se trata necesariamente de cambiar de indumentaria o vestir algo diferente cuando se entra en el juego erótico o en la acción previa de seducir, es aconsejable utilizar aquello que más se ajusta a la personalidad de cada uno, aunque mejorando los detalles.

La ropa íntima es otra historia. La lencería otorga muchísimas posibilidades para vestir prendas insinuantes o provocativas de acuerdo al estilo que favorece a cada mujer o al efecto que se quiera lograr en la pareja. Colores intensos, transparencias, delicados bordados, telas con las más diversas texturas e incluso tamaños y modelos que resaltan las formas, son frecuentes para descubrir una mujer diferente bajo la indumentaria exterior.

Los hombres, alejados antiguamente de este particular juego de seducción a través de la ropa íntima, ya se han incorporado y participan con slips, boxers o camisetas, que combinan colores y formas para resaltar su poderío físico.

La forma de vestir, sin embargo, constituye sólo una parte dentro de ese juego de insinuaciones provocativas compuesto de cientos de detalles. Una comida o cena para dos en un ambiente íntimo, sin interrupciones, seleccionando algunos alimentos presumiblemente afro-

Los hombres son sensibles al frío sin perder su erección, en la zona de los riñones. Incluso algunas mujeres utilizan el hielo para masturbarse, ya que, a pesar de la aparente contradicción que representa, es un gran estimulante cutáneo.

disíacos y agregando también el condimento del baile con melodías suaves, es una chispa que enciende la relación posterior.

Un resultado más directo tiene la invitación a compartir un baño de inmersión. La bañera preparada con agua caliente y sales aromáticas o geles que provocan gran cantidad de espuma brinda un asombroso efecto relajante mental y físico. Y desatan el juego erótico a través de caricias con suaves esponjas deslizándose sin prisas por todo el cuerpo de la pareja. Lo demás es producto de la imaginación.

EL PODER DE LA FANTASÍA

Existen situaciones imaginadas que proporcionan un deseo sexual desbordante o incluso permiten experimentar placer. Son «fantasmas» eróticos que comúnmente se denominan «fantasías».

Todas las personas tienen fantasías sexuales, pero pocas las hacen públicas ya que en general pertenecen a una secreta intimidad alimentada de emociones, placeres no aceptados socialmente, emociones, frustraciones, recuerdos gratos o necesidades insatisfechas en la marcha hacia el gozo.

La sensualidad se alimenta también con la imaginación.

Estas fantasías en sí mismas pueden contribuir a conseguir una buena relación sexual o a completarla satisfactoriamente, ya que actúan como un potenciador del deseo que permite multiplicar el deseo.

En muchos casos, la fantasía no se confiesa, de modo que el compañero no tiene oportunidad de participar de ella; entre otros motivos porque quizá no es el protagonista de la misma y eso hace temer el enfado de la pareja. Una mujer, por ejemplo, que descubre una atracción creciente hacia un compañero de trabajo. Ella se imagina en la mesa de su oficina entablando un diálogo de gestos para darle a entender a su compañero el estado de pasión irrefrenable en que se encuentra. Lo mira sugestivamente, moja sus labios mientras clava sus ojos en la entrepierna de su compañero. Y ya cuando éste

La fantasía más común entre los hombres es mantener una relación sexual con dos mujeres y contemplarlas a ellas durante un intercambio lésbico. Entre tanto, en las mujeres, la imaginación fantasiosa corre generalmente al encuentro apasionado de desconocidos que las hacen alcanzar el placer máximo.

reacciona y participa del juego, ella baja una de sus manos y empieza a acariciarse suavemente el interior del muslo hasta frotar su vagina a través de la braga, mientras él contempla el espectáculo. Ella lleva luego su imaginación a un solitario cuarto de archivo de la empresa, donde su compañero la levanta por los glúteos, mientras ella le rodea la cintura con las piernas y se siente penetrada con vehemencia en un arrebato salvaje.

Esas imágenes perturbadoras que hacen crecer su deseo, puede utilizarlas para masturbarse o como un recurso para excitarse cuando está haciendo el amor con su pareja y no logra el tono adecuado para alcanzar el placer. En una ocasión como la descrita y en lances similares es probable que la mujer guarde en la memoria la fantasía como su secreto particular, porque su compañero podría sentirse molesto al no ser él quien despierta aquella pasión.

Sin embargo en otros casos, sí se da a conocer el argumento de la fantasía a la pareja para hacerla cómplice. La intención es alimentar esa situación imaginada y recrearla a través de palabras y acciones que incentiven aún más a su compañera o compañero, mientras hacen el amor o durante los juegos preliminares. Por ejemplo un hombre cuya fantasía recurrente es hacer el amor en un tren. Su imaginación lo lleva a un camarote. El habitáculo está ocupado sólo por él y una mujer. Se hace de noche y el revisor apaga las luces de los compartimentos. Entonces él siente una mano que se desliza a través del muslo hacia su cremallera; la abre muy despacio y se introduce hábilmente entre la tela y su piel. En la tensión de la oscuridad sólo se escuchan las respiraciones agitadas de ambos. La mano de su compañera de camarote libera el pene y rodea el glande con sus labios...

El hombre puede representar esta escena con su pareja. La mujer, conocedora de la fantasía, tomará el papel de aquella desconocida y mientras progresa en sus juegos eróticos podrá contarle en susurros todo lo que le hará, como si ambos estuviesen a bordo del tren.

Las campanas chinas son tres esferas (en algunos casos tienen forma ovoide) de plástico y metal con distintas formas y prominencias. Suelen introducirse en la vagina o colocarse entre los labios de la vulva para aumentar la estimulación sexual. Algunas mujeres las utilizan también durante el coito, mientras que otras las llevan puestas, incluso, gran parte del día.

Hacer partícipe o no de las fantasías propias al compañero sexual depende de innumerables circunstancias que sólo pueden evaluar los miembros de la pareja.

Sin embargo no son las únicas posibilidades que ofrecen las fantasías. La tercera es intentar hacerlas realidad. Es decir, procurar que todo aquello que fue imaginado se reproduzca idénticamente en la vida normal. Esta tercera opción no es aconsejable, porque generalmente conduce a serias frustraciones, en la medida que es sumamente complejo que todas las situaciones elaboradas en la mente puedan darse de forma igualmente satisfactoria. Incluso, según el tipo de fantasía, como por ejemplo en la que participan desconocidos, es preciso atar a alguien o se provoca cierta violencia, también puede suponer riesgos no controlables. Lo aconsejable en estos casos es escenificar las fantasías con una pareja de confianza.

SUEÑOS ERÓTICOS

Al igual que las fantasías son conscientes y modificables voluntariamente, los sueños eróticos son la manifestación del inconsciente de pensamientos sexuales reprimidos u obsesiones, y no se pueden controlar.

Un deseo insatisfecho, una relación prohibida, o la carencia de relaciones sexuales durante un tiempo prolongado, suelen ser entre otras, las causas de los sueños eróticos.

La interpretación de los sueños que realizan algunos profesionales está más relacionada con la personalidad del que sueña que con el significado explícito de la historia creada mientras duerme.

Es difícil conocer el verdadero alcance del sueño, en principio porque muchas veces no se recuerda todo lo soñado. En algunos casos aparecen personajes concretos y en otros no. Y tal vez lo más importante: los sueños por lo general no recrean escenas reales o ficticias con verosimilitud, sino que están cargados de simbolismos, cuya comprensión se vuelve complicada para el protagonista.

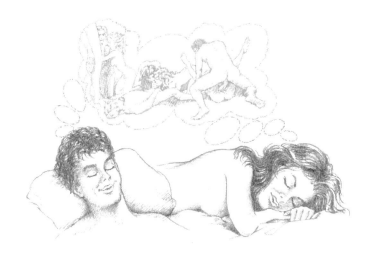

En algunos casos las historias responden simplemente a ese deseo reprimido que pugna por manifestarse pero se encuentra frenado por barreras culturales o educacionales, normas sociales que encuentran incorrecto aquello que se desea. En esos casos los sueños suelen tener protagonistas con caras reconocibles y escenas muy claras y concretas en las que quien sueña es parte activa. Sin embargo, en otros casos, cuando la represión es mucho más profunda e incluso está olvidada en un rincón de la memoria histórica o ni siquiera se es consciente de ella, la mente elige imágenes borrosas, cargadas de tensión o de dulzura, sin caras, con tinieblas, donde se desarrolla una acción que termina siendo agradable, aunque suele dejar un cierto sentimiento de culpa que trasmite incertidumbre y desazón. Por ejemplo, soñar que se hace el amor con personas del mismo sexo suele ocasionar una gran inseguridad sobre la firmeza de la elección sexual de quien sueña. Le plantea dudas sobre si en su fuero interior no existe un homosexual oculto y si debería o no responder a esa llamada. Algo similar y frecuente se plantea cuando el sueño presenta situaciones claras de infidelidad, aunque el soñador se despierta también con esas contradicciones de sentirse terriblemente atraído por lo agradable de la situación. Como se puede apreciar se trata de luchas permanentes entre prejuicios personales y sociales contra mayores cuotas de libertad sexual y acceso al placer.

Los sueños eróticos son manifestaciones de pensamientos sexuales reprimidos, fantasías u obsesiones que guarda el subconsciente.

Si algo queda claro en este mundo complejo de los sueños es la necesidad de no dejarse llevar por las contradicciones que despierta. Es aconsejable actuar con la mayor desenvoltura tomando el camino que conduce hacia el lado agradable de la situación, intentando vencer algunos prejuicios y aceptando otros que la prudencia indica. Lo único descartable es el sentimiento de culpa, pues no conduce a ninguna circunstancia placentera.

LA SEDUCCIÓN DE LOS OBJETOS

El fetichismo o las actitudes fetichistas son aquellas en las que una persona experimenta un incremento de su deseo sexual ante un objeto determinado. Existe un grado de esta conducta que puede favorecer la relación de pareja, por ejemplo, cuando ese objeto que despierta la pasión es un complemento que ayuda a mejorar la vida sexual, le da un mayor impulso. En cambio, se torna en un problema cuando el fetiche reemplaza a la pareja y se constituye en el único estimulante erótico válido para esa persona.

Los fetiches son variados. Incluso muchas personas, sobre todo hombres, poseen esa especial sensibilidad hacia determinados objetos, sin percibirlo, o tomándolo como algo común; que por otra parte lo es. Unas medias negras de mujer, por ejemplo, son un fetiche de lo más habitual y un buen ejemplo de cómo un elemento cotidiano se constituye en un auténtico estimulante erótico, sin el cual, probablemente muchas parejas deberían buscar oros recursos en sus juegos preliminares.

La variedad de las actitudes fetichistas, habituales en la intimidad de muchas parejas, es innumerable. Tal vez las más comunes se encuadran en los pechos grandes; un determinado color, forma o tejido de la lencería; las mencionadas medias femeninas; zapatos; ropas de cuero o látex negro, que suelen simbolizar ciertas relaciones de dominación, entre muchas otras.

Estas actitudes son más o menos determinantes en la vida sexual de la pareja, según los niveles de estimulación erótica que supongan los objetos. Mientras que, en algunos casos, alcanza simplemente con que un miembro de la pareja se ponga una prenda que incita a su compañero; en otras ocasiones es preciso montar una escena en la que los miembros de la pareja se disfrazan y cada uno adopta un papel y una conducta acorde con lo que el fetichista desea. Es una manera de descargar esa ansiedad en forma de juego fantasioso y lograr atraer el interés sexual, que es finalmente de lo que se trata.

Sin embargo, este tipo de conductas es preciso controlarlas o regularlas dentro de la pareja. Algunos fetiches sirven para acrecentar la voluntad sexual, suman pasión, aumenta el nivel de excitación y, por tanto, sirven para añadir una cuota de morbo que eleva la libido. Mientras que otros son factores determinantes y únicos para que esa excitación se produzca. Esta última es una actitud compleja que requiere alguna consulta profesional, en la medida que la obsesión por el fetiche es tan elevada que sólo en su presencia se logra tener deseo sexual. Un deseo que se inhibe inmediatamente ante la ausencia del objeto en cuestión.

Una última observación sobre este tema: cuando las obsesiones crecen, se vuelven desproporcionadas y el compañero no se encuentra a gusto en el juego, puede alcanzarse un efecto contrario al buscado: el clima erótico se pierde y el enfriamiento de la relación conduce al fracaso sexual.

ACCESORIOS DEL PLACER

La industria del sexo ha crecido durante las últimas décadas de una manera asombrosa y constantemente aparecen nuevos objetos o versiones mejoradas de los ya existentes, que pretenden aportar imaginación a la relación sexual de pareja o incluso también facilitar una mayor motivación y placer durante el sexo solitario.

Los clásicos vibradores o «consoladores», cuyo uso original está dirigido a reemplazar al pene, se presentan en cientos de tamaños, formas, texturas, colores, en incluso sabores distintos. Son muchas las mujeres que lo utilizan como un complemento para la masturbación, aunque no necesariamente dependan de él para lograr el placer en solitario. Sin embargo la introducción del vibrador en la relación de pareja es aceptada como una ayuda para multiplicar el placer y variar los juegos durante el coito. Los vibradores, adecuados en tamaño y forma, se utilizan también para que la mujer pueda gozar de una penetración doble y simultánea: el pene de su pareja y el vibrador, sintiendo indistintamente uno en la vagina y otro en el ano. Otra variante es la penetración vaginal con el vibrador mientras ella realiza sexo oral a su compañero.

La decisión de incorporar aparatos u objetos que ayuden a conseguir un mayor placer es una determinación que abre un panorama amplio. Algunas parejas hacen uso de diferentes tipos de arneses para lograr mantener complejas y desequilibradas posturas sexuales. En ese estilo de juegos se incluyen también modernos cinturones de castidad o corsés destinados a inmovilizar o apretar, sensaciones que para muchas personas resultan tremendamente excitantes.

El pene también tiene suplementos y están dedicados a ampliar el tamaño o a prolongar la erección del mismo. En el primero de los casos, todo objeto añadido al pene puede causar molestias o daños a la mujer, aunque esté diseñado a tal efecto. De modo que si alguien está decidido a utilizarlo debería tomar precauciones; las mismas que hay que disponer para colocarse anillos en la base del pene con la intención de prolongar la erección después de un orgasmo. Estos anillos están fabricados con los más diversos materiales como madera, caucho, plástico y hasta marfil. Además de lograr su efecto natural de bloquear las venas del pene, para impedir la retirada de la sangre que provoca la erección, estimulan el clítoris cuando la penetración es profunda y el pubis del hombre se une al monte de Venus.

Todos estos productos con infinitas variantes se consiguen en los sex-shops tradicionales, donde además es posible encontrar vaginas artificiales de plástico con dispositivos que permiten simular sus contracciones musculares y su temperatura. O las muñecas de plástico hinchables dotadas con pechos que emulan el tono muscular de los verdaderos y con pezones erectos de textura similar a los naturales. Estas muñecas, según los modelos, también disponen de vaginas y anos artificiales que permiten recrear las condiciones reales para el coito. En tanto que para multiplicar las sensaciones durante la masturbación, preferentemente masculina, se han creado guantes cutáneos con distintas texturas, desde las más suaves hasta las más rugosas, para variar las sensaciones al frotar o manipular los genitales.

Una variedad de productos en permanente renovación que pretende satisfacer desde los gustos más comunes hasta los más exóticos.

DUDAS HABITUALES

¿Desear incorporar una tercera persona a las relaciones sexuales de una pareja significa que se ha perdido el interés entre ellos?

No, la decisión de incorporar una tercera persona a la relación sexual puede estar motivada por la necesidad de nuevas experiencias, por dejar salir a la luz un deseo reprimido o simplemente por querer alcanzar desconocidas cotas de placer. Esta decisión debería obedecer a un deseo compartido por los miembros de la pareja.

¿La rutina en las relaciones puede producir alguna disfunción sexual?

El aburrimiento o la reiteración de comportamientos sexuales suelen precipitar a la pareja en una carencia mutua de interés sexual. En la mujer se manifiesta como una apatía ante las relaciones, mientras que en el hombre se denomina deseo sexual inhibido.

¿Que una mujer que mantenga una buena relación sexual con su marido se imagine que hace el amor con una mujer significa que es lesbiana?

No necesariamente. Las fantasías sexuales son tan atrevidas como la imaginación y a veces la búsqueda del placer inconsciente no determina ni cuestiona una conducta sexual permanente.

¿El uso frecuente de vibradores puede ocasionar algún problema en las relaciones sexuales?

Si el vibrador se emplea como un complemento durante las relaciones, no supone problema alguno. Si en cambio es utilizado para masturbarse y reemplaza a la relación sexual, el acostumbrarse a su formato, textura e intensidad puede implicar alguna dificultad para conseguir posteriormente los niveles de placer deseados durante un coito real.

LA LIBERTAD DE GOZAR

L os prejuicios y tabúes forman parte del ideario de cada cultura, se integran en sus costumbres y tradiciones. Son represiones que pasan de generación en generación a través de la educación, de su repetición, de la imposición incuestionada. Se trasmiten como bastiones de una verdad suprema.

El sexo es la actividad humana que más sufre estas rígidas barreras sociales. Las creencias religiosas, los pudores y las restricciones éticas y estéticas impiden a muchas personas gozar con total libertad y amplitud su sexualidad.

Entre esas renuencias sociales, el sexo oral y anal ocupan un espacio en sombras, todavía con ciertas resistencias tan injustificadas como el miedo a gozar.

A la búsqueda del placer sexual se une el deleite de descubrir un paso más hacia la plenitud. Y para ello es imprescindible sumar las nuevas experiencias que proponen los labios, el ano y los genitales asociados en prácticas combinadas y atractivas en las que imperan las sensaciones voluptuosas más gratas.

Pero en el territorio de la intimidad, ese mundo particular y privado de los amantes, aislado y protegido de las influencias externas, las reglas son flexibles, cambian y se liberan. No hay códigos fijos, se derriban los muros del temor y de la culpa, de los escrúpulos y la timidez.

Cada pareja, cada persona dispone entonces de la libertad para marcar sus propias fronteras con la lujuria, e incluso traspasarlas con el único objetivo de hallar las cotas de satisfacción más altas.

FELLATIO, EL ARTE DE LA LENGUA (I)

El sexo oral es una las formas supremas de placer que un miembro de la pareja puede brindar al otro. La excitación crece rápidamente con el contacto cálido y húmedo de los labios y la lengua sobre el pene y entonces se precipita un gozo profundo cargado de agradecimiento.

Las posturas para la *fellatio* (felación) son tan variadas como las circunstancias lo requieran. Como preludio de una relación sexual completa en la cama, las variantes se acumulan; mientras que en otras situaciones él puede estar de pie, sentado, en cuclillas o arrodillado, según el momento y el lugar. Incluso existen hombres que prefieren una postura específica porque va

Los labios que envuelven el glande y continúan tragando lentamente el tronco del pene simulan una penetración.

ligada a una fantasía que aumenta su placer.

Pero el mayor deleite in-
dudablemente está en la acción. Cuando la mujer toma el
miembro con una mano para
orientarlo mejor y luego comienza a lamer el tronco del
pene suavemente, por cada lado,
con movimientos de abajo a arriba.

También hay otro punto de parti-
da: besar los testículos a través del escroto y lamer la bolsa en sentido ascendente, hacia la base del pene; aprovechando
para frotar con la punta de la lengua la ultrasensible zona del perineo. Son preludios que pretenden aumentar aún más la
excitación del momento antes de dirigirse
a la zona más sensible del pene: el glande. Cuando los labios rozan su piel rosada
el hombre comienza a vibrar. Pequeños
golpecillos con la punta de la lengua, lige-
ras presiones con los dientes, se alternan
con lametones que hacen sentir los estre-
mecimientos provocados por la textura de
la lengua.

Existen algunas técnicas

orientales y africanas vinculadas a la felación que consisten en que la mujer se introduce una parte de la bolsa escrotal junto con un testículo en la boca y ejerce una succión y presión suaves que provoca una sensación eléctrica y profunda

Sigue pág. siguiente

Luego la imaginación cede el paso a las variaciones del juego bucal que incentiva todavía más esas descargas eléctricas de placer. Los labios que envuelven el glande y continúan tragando lentamente el tronco del pene simulan una penetración en toda regla. Y más aún si se combina la presión de los labios y el serpenteo interno de la lengua con un movimiento de entrada y salida del pene en la boca, a ritmo muy lento.

La cavidad bucal hace la función de una funda cálida, las manos ayudan en la tarea estimulante: con una se sostiene el miembro y con la otra se practica un suave masaje de estimulación en el escroto, para sumar más sensaciones simultáneas.

Es prudente saber que una felación no es mejor cuanto mayor es la porción de pene que se introduce en la boca. Este error, bastante común, provoca problemas: se necesita mucha práctica y una técnica depurada para que el glande alcance las puertas de la epiglotis (campanilla) sin que la mujer se atragante. Por eso es recomendable centrarse en el glande como receptor de las mayores atenciones. Con el pene en flor, la punta de la lengua bordea, sin pausa y circularmente, toda la corona del glande. Una y otra vez hasta detenerse en el frenillo, estimulando la zona con movimientos suaves arriba y abajo. Incluso introduciendo ligeramente la punta de la lengua en el orificio de la uretra, otra zona muy sensible y bastante olvidada que, en algunos hombres, puede precipitar la eyaculación.

La intensidad de una felación depende de lo que se persigue. Si la intención es estimular al compañero para alcanzar el tono máximo de la erección para el coito, conviene que el ritmo sea sin prisas y continuado. En cambio si el final previsto para la *fellatio* es la eyaculación, la cadencia debe acelerarse paralelamente al crecimiento de la excitación que se observa o intuye en el compañero. Hasta que se tensa y estalla en el clímax.

No es indispensable que la eyaculación se produzca siempre en la boca. Es una opción según gustos y preferencias. Hay personas que prefieren tragar todo el

en el hombre. No es una acción que se pueda prolongar mucho y además conviene alternar el orden de los testículos estimulados. Es preciso también controlar muy bien la fuerza de la succión, porque del placer al dolor intenso hay sólo un paso.

semen, incluso saboreándolo. Otras se excitan al sentir el impacto del líquido caliente sobre su cara. O cuando retienen el pene entre sus pechos y recibir la eyaculación sobre ellos. Mientras que a algunas les resulta desagradable el contacto con esos fluidos y prefieren transformar la fase decisiva de la felación en una masturbación para recoger el semen con la otra mano o directamente derramarlo sobre las sábanas.

CUNNILINGUS, EL ARTE DE LA LENGUA (II)

Una diferencia ya experimentada separa el sexo oral practicado sobre un hombre del *cunnilingus* (cunilinguo): la fase previa indispensable que prepara a la mujer para recibir la estimulación directa sobre sus genitales. La vulva no es necesariamente propósito inicial de ninguna caricia, sencillamente porque crece despacio en su excitación tras recibir el mensaje estimulante de otras partes del cuerpo.

Es imprescindible entonces centrarse primero en los alrededores; alimentar el deseo. La boca toma contacto con el ombligo, rodeándolo lentamente para luego introducir la lengua entre sus repliegues como un anticipo de lo que se aproxima. Luego el roce de los labios y las lamidas suaves siguen su viaje y se ocupan de la zona baja del abdomen y el pubis para desviarse bruscamente hacia uno de los lados cuando parece inevitable el encuentro con la vulva. La punta de la lengua surca entonces los pliegues de las ingles como una pluma que pretende provocar un cosquilleo. La cara interna del muslo es el final del camino y exige toda la dedicación y todo el tiempo para besarlo y lamerlo, porque es una zona particularmente sensible.

Mientras tanto las manos retienen las caderas de la mujer, para contener la excitación que crece, y para iniciar luego su ascensión de caricias hacia los pechos.

La boca continúa un recorrido simétrico sobre la otra pierna. La excitación crece desmesuradamente y se detecta por las oleadas que agitan el cuerpo. Un leve roce de los labios sobre el vello vaginal y la piel inflamada de la vulva dispara aún más la pasión. Pero sólo es un ensayo, un toque perverso para aumentar el deseo. Bajando la cara y con la punta de la lengua dispuesta, le toca el turno al perineo, ese espacio que separa la vulva del ano, Sumamente delicado y con numerosísimas terminales nerviosas, allí se originan torbellinos de descargas eléctricas cada vez que se lo acaricia. Y la lengua lo explora milímetro a milímetro.

El roce de los labios sobre el vello vaginal y sobre la piel inflamada de la vulva dispara aún más la pasión.

Después que este indispensable recorrido enciende el arrebato, la vulva concentra toda la atención. Ha llegado su momento. Con la cabeza bien situada entre las piernas, la lengua comienza a lamer los labios vaginales de abajo hacia arriba y a la inversa jugando imprevistamente para introducirla en la vagina. La penetración sorpresiva, como un latigazo, aumenta un punto más la excitación. Aunque el objeto del deseo se encuentra en la parte su-

perior: el clítoris. El órgano que más placer proporciona a la mujer, ya ha reaccio-
nado a las caricias preliminares. Se halla in-
flamado y a la espera de que los labios y la
lengua se ocupen directamente de él. Los
labios lo atrapan suavemente para presionarlo, y se repite la acción cogiéndolo con
los dientes con sumo cuidado; para luego hacerlo titilar con golpes de lengua ascendentes y descendentes.

Cuando la explosión del clímax ya parece incontenible, lo mejor es prolongar
y ampliar el placer de la pareja dando suaves golpecitos con la punta de la lengua
sobre la cabeza del clítoris, haciéndolo
vibrar a un lado y a otro alternativamente.
En esos momentos de convulsión es imprescindible fijar las caderas con las manos porque el orgasmo, que conmueve
como la erupción de un géiser, puede
apartar la boca de su objetivo y privar a la
mujer de esos deliciosos remolinos de placer que prolongan el orgasmo en oleadas
inacabables.

LA CIFRA MÁGICA

Lamer y ser lamido, chupar y ser chupado. En el sesenta y nueve la pareja siente la curiosa experiencia de la doble penetración a medida que el cuerpo se inflama excitado.

Las dos formas de sexo oral que generan placer en el hombre o la mujer son prácticas de placer individual pero a la vez solidario: uno da, otro recibe. Aunque no sólo es gozoso el momento para el que recibe. La persona que realiza una felación o un *cunnilingus* percibe la excitación creciente de la situación. Su temperatura y deseo también aumentan. Aunque su estimulación no sea directa, ese acto íntimo de controlar y poseer con su boca los genitales de su compañero, su centro de mayor gozo, condiciona sus reacciones y lo traslada a las puertas del éxtasis.

Las sensaciones cambian radicalmente cuando el sexo oral es compartido. Una postura específica permite a la pareja darse satisfacción mutua y simultánea. Se la conoce por sesenta y nueve, porque ambos amantes adoptan posiciones invertidas para alcanzar los genitales de su compañero.

El sesenta y nueve puede ejecutarse básicamente de dos maneras: en primer término uno de los miembros de la pareja se extiende de espaldas boca arriba y el otro se coloca encima de forma invertida, quedando ambas caras a la altura de los genitales del otro. El que está encima se apoya en sus rodillas para lograr un mejor equilibrio y liberar las manos para ayudarse en la práctica oral. La segunda variante se puede realizar con ambos miembros de la pareja apoyados sobre uno de sus costados, enfrentados e invertidos, exactamente como si sus cuerpos dibujaran esa cifra mágica, 69, sobre la cama o la superficie escogida para disfrutar del sexo.

Aunque se ha pretendido relacionar esta postura con las relaciones homosexuales, lo cierto es que esa afirmación no es más que uno de los numerosos prejuicios que pretenden inhibir la libertad absoluta de gozar.

La fama del sesenta y nueve tiene dos extremos. Por un lado es alabado por quienes pretenden que cada encuentro sexual se convierta en la búsqueda del máximo placer, indagando por los más diversos caminos. Por el otro, están quienes encuentran que en esta posición el placer se limita ante la necesidad de mantener un cierto control de la situación, en la medida en que ambos tienen una actitud activa. Asimismo, quienes levantan las banderas de las represiones sexuales le asignan a esta postura el mote de sucia. Esta no es más que una calificación prejuiciosa. Superado este miedo inhibidor, el sexo oral recíproco se abre como una nueva dimensión de satisfacción. La técnica e intensidad de una felación y un *cunnilingus* simultáneos, no cambian con respecto a su práctica individual. Los juegos preliminares que elevan poco a poco la meseta de la excitación son exactamente iguales. Incluso si uno de los miembros de la pareja se precipita, es conveniente advertirle la necesidad de que ambos lleven un ritmo similar al chupar, besar o lamer los genitales del otro. La tarea no es sencilla. Y tampoco resulta imprescindible que la estimulación del clítoris con suaves golpeteos de la punta de la lengua se correspondan con profusas lamidas del glande, encerrado entre los labios. Alcanza con dejarse llevar por la intuición y la inspiración del momento.

Como juego previo para preparar el coito, el sesenta y nueve transporta al borde mismo del éxtasis. El hombre obtiene su mayor erección, mientras que en la mujer su vagina lubricada y dilatada se dispone ansiosamente a recibir el pene en su interior.

Algunas parejas, sin embargo, no ven en el coito el final del camino de la relación íntima y valoran al acto sexual como una suma de experiencias gratas, probando diversas situaciones placenteras que en algún momento los conducirán al orgasmo, sin que necesariamente deba existir penetración. Muchas de estas parejas

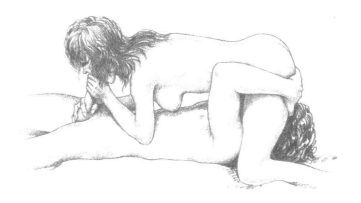

consideran el sesenta y nueve la fase crucial para llegar hasta el final. Es el sendero que desemboca en el orgasmo.

Mientras la pasión crece el placer va aumentando paulatinamente y por oleadas que recorren los cuerpos en espasmos de distintas frecuencias e intensidades. Sienten al unísono la sensación de entrega total a medida que se inflama el ardor del cuerpo. Lamer y ser lamido, chupar y ser chupado. Ondas eléctricas se difunden potentes a través de la piel hasta hacer perder el control instantes antes de que el orgasmo llegue. En ese momento, cuando ya es inevitable y el gemido se convierte en grito, se intensifica la estimulación para que el compañero alcance también su clímax. Desde luego, la coincidencia es muy difícil de lograr y tampoco vale la pena obsesionarse, porque una de las ventajas del sesenta y nueve es que, si el hombre eyacula y pierde parte de su erección, la mujer seguirá recibiendo la estimulación que su vagina y el clítoris necesitan para llegar a la cumbre de su gozo.

EL BESO NEGRO

Similares razones que en el sexo oral y un desconocimiento manifiesto de las opciones que genera el ano en los juegos del placer lo envuelven generalmente en un velo de temor y tabú.

Tanto el sexo anilingual como la penetración anal son asignaturas que actualmente se abren camino en las variantes del placer. Muchas parejas descubren los matices que aportan a la relación y ese diferente y singular deleite que proporcionan.

Probablemente, el ano está considerado el rincón más recóndito y oscuro del cuerpo. Ese que está protegido por todos los pudores y las vergüenzas sociales, incluso por encima de los genitales. Por eso su acceso es restringido. Es el punto del cuerpo con el que los prejuicios se ensañan para condenarlo al olvido. Son pocas las personas y los amantes que se atreven a vencer esos impedimentos y miedos para abrirse a este placer.

El popularmente denominado beso ne-

Empapándolo con su cálida humedad, la lengua atraviesa el canal de las nalgas, hasta que su punta sensitiva toma contacto con el ano.

gro no es otra cosa que lamer el ano con fruición, algunas veces de manera particular, otras simultaneándolo con el sexo oral. Cualquiera de los miembros de la pareja puede iniciarse en esta grata práctica, ya que el disfrute es similar en los hombres y en las mujeres.

El ano tiene innumerables terminaciones nerviosas en sus alrededores como para constituirse en una zona altamente sensible a cualquier estimulación. Tampoco existen demasiados secretos para extraer el máximo placer de una incursión al fondo de las nalgas.

En algunos casos se llega al ano como una estación más en el recorrido

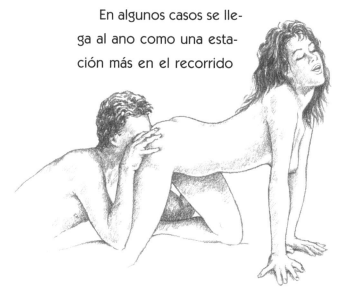

de caricias, besos y mordiscos de los juegos de sexo. El cuerpo distendido de la pareja estirado boca abajo y con los glúteos relajados se ofrece para iniciar el viaje hacia la oscuridad. Se separan poco a poco las nalgas y entonces aparece en todo su esplendor el halo rosado que rodea el ano.

Antes de llegar a la profunda intimidad de un hombre es aconsejable un entretenimiento previo, pasarle los labios y la lengua por toda su espalda; continuar por la parte posterior de sus piernas (especialmente detrás de las rodillas) y luego ascender para apropiarse de los glúteos con leves mordiscos. Cuando él se arrodilla y eleva sus nalgas para facilitar la misión, es mejor iniciar la acción lamiendo el escroto, para después pasar al perineo, abrir luego con ambas manos las nalgas y continuar el camino hacia su zona más sensible. No es conveniente dirigir la lengua directamente al ano. Rodearlo con la punta de la lengua, hace la excitación irresistible, formando un espiral descendente que permita adivinar dónde terminará el recorrido: justo en el centro. Con la punta de la lengua en la entrada del ano se mueve levemente arriba y abajo y de un lado a otro, como para relajarlo y facilitar su dilatación. Luego, con la lengua echa un tubo se inicia un juego de penetraciones alternando la frecuencia y la velocidad de los movimientos. Mientras tanto, si se puede liberar una de las manos que abren las nalgas, sin que interfiera el *anilingus, esos* dedos libres se ocupan en acariciar y amasar la colgante bolsa con los testículos y luego iniciar una suave masturbación, cerrando firmemente la mano sobre el pene.

Cuando es la mujer quien recibe el *anilingus,* algunas de estas circunstancias varían. Son muchos los hombres que sienten obsesión por ese orificio al que algunos tienen vedadas las incursiones durante las relaciones sexuales. El ano se transforma en un eslabón perdido del placer que es preciso buscar y conseguir para experimentar todas, absolutamente todas las sensaciones. Esa búsqueda inicial, recelosa y tenaz, suele alcanzar el éxito. Y una vez superada porque el ano cedió ante las caricias, lametones y penetraciones, el camino queda libre hacia él. Es fundamental la delicadeza para abordar este paso. La mujer que siente crecer dentro de sí la agitación natural, hasta que las oleadas de calor y excitación la invitan a bajar todas las barreras inhibitorias, puede estar más dispuesta a experimentar las sensaciones de una lengua jugueteando en su ano. Las piernas abiertas al *cunnilingus* proporcionan el goce que se prolonga en el perineo, una generosa y cercana puerta de entrada a la rosada aureola que envuelve el ano.

La lengua se desplaza lentamente por el canal que forman las nalgas, empapándolo con su cálida humedad, hasta que la punta toma contacto con el oscuro orificio deseado. Lametones cadenciosos y firmes, haciendo sentir la textura semiáspera de la lengua sobre la piel delicada relajan la zona y hacen que el ano comience a abrirse como una flor. Actúa entonces como un trépano que perfora con dulzura, mientras seguramente se oyen de fondo los gemidos y la agitación, la respuesta aprobatoria que produce la pasión desenfrenada. Toda la sensibilidad del ano responde al cien por cien y la mujer se abandona al deleite que rebota en su sexo y se difunde por todo el cuerpo como ondas de un seísmo interior que se aproxima.

PENETRACIÓN ANAL

Un leve avance permite introducir el glande en el ano lubricado, dejándolo allí, quieto, sin ningún movimiento que perturbe.

Muchos hombres suelen poner un ejemplo pueril e infantil para convencer a su pareja de las placenteras ventajas de la penetración por detrás. Es un juego en que el ano es una cerradura que es necesario abrir para alcanzar un éxtasis sublime y desconocido. Y que justamente ellos tienen la llave. Pese a lo burdo que pueda parecer, cualquier insinuación que permita relajar a la mujer para alejarla de su principal preocupación, el dolor, a la hora de hacer esta cópula, resulta beneficiosa.

Estrecha y ultrasensible, esta zona es capaz de despertar mayores y más violentas sensaciones de placer que un coito vaginal. Aunque es preciso considerar una técnica distinta.

Generalmente las posturas más indicadas son aquellas que recuerdan el más auténtico primitivismo animal. La mujer ofrece las nalgas a su compañero y éste se acopla desde atrás, ya sea arrodillado o de pie. Pero hay que ir paso a paso y sin precipitarse: existen una serie de pasos previos. A los juegos preliminares que conducen a despertar y elevar la excitación se suman algunas caricias específicas.

El temor de la mujer a ser penetrada por el ano es ancestral como consecuencia de las experiencias y la información que recibe de generación en generación, además de los prejuicios religiosos y sociales que lo asocian a una práctica antinatural e inciden gravemente en sus decisiones sexuales. Este fondo de aprensiones y miedos es lo que se debe vencer. Y el mejor modo de superarlo es sabiendo qué hacer para que el resquemor se convierta en confianza y el dolor en sensaciones plenamente placenteras.

Durante los juegos de caricias y besos es preciso que los glúteos

La doble penetración

suele ser del gusto de muchas mujeres, aunque en algunos casos los prejuicios les impiden satisfacer esos deseos. Es importante aclarar que no es imprescindible formar un trío con dos hombres para conseguir la penetración simultánea de la

Sigue pág. siguiente

tomen el mismo protagonismo que el resto de zonas del cuerpo acariciadas y estimuladas. Es fundamental que la mujer coja seguridad, que pierda poco a poco sus recelos. Un dedo empapado en fluidos vaginales que se desplaza con lentitud haciendo el camino de ida y vuelta desde la entrada del ano hasta el clítoris, ayuda a aflojar tensiones. Luego un suave masaje con aceite sobre las nalgas hasta alcanzar el ano o caricias circulares en la zona que lo rodea sirven también para distender. El aceite o la vaselina se utilizan, aprovechando las circunstancias para volcarlos sobre la entrada del ano, como el lubricante que facilitará la penetración.

Mientras todo se desarrolla en un clímax creciente donde los besos y las caricias siguen sin solución de continuidad inflamando la pasión, el dedo meñique de una mano comienza a penetrar el ano, solamente hasta la primera falange. Allí se queda quieto sintiendo cómo los músculos se tensan a su alrededor. Algunos segundos después el dedo empieza a moverse en círculos, en una especie de masaje que pretende aflojar la fuerte presión que lo envuelve. El meñique le cede su lugar luego a otro dedo, el índice o el medio, que se atreven un par de centímetros más en la profundidad de su inmersión. Y mientras los dedos hacen su trabajo, la otra mano nunca está quieta. Su misión es la estimulación vaginal y clitoriana. Esa doble sensación de placer hace su efecto deshinibitorio a media que la incitación hacia el coito anal es cada vez más fascinante.

Cuando la mujer ya está preparada, con las nalgas levantadas y se aproxima el momento de la penetración, es importante que la erección se encuentre en su grado más alto y potente. Aunque no es aconsejable dejarse llevar por el frenesí y precipitar una penetración anal con el mismo ímpetu con que se realiza en la vagina. La delicadeza inicial es fundamental. Cuando la entrada del ano y el pene están bien lubricados, las nalgas se abren con suavidad para apoyar el glande a las puertas del ano y dejar el pene encerrado en el canal de los glúteos. El contacto

vagina y el ano. Una pareja puede solucionar el tema si simultanea el coito con la penetración anal con un vibrador delgado, que pueda introducirse sin mayores molestias. Esta variante también se puede realizar a la inversa: un coito anal complementado por la estimulación de la vagina y el clítoris con el vibrador.

despierta el deseo irreversible en la mujer y le otorga la confianza definitiva. Un leve avance permite introducir el glande, dejándolo allí, quieto, sin ningún movimiento que perturbe. Así la cavidad anal se adapta al nuevo tamaño que se requiere. En estos momentos es indispensable que un dedo se deslice para acariciar el clítoris, en tanto otra mano busca uno de los pechos para masajearlo, pellizcando el pezón hasta endurecerlo.

Todas las alarmas de la mujer desaparecen entonces. La satisfacción desborda por las tres zonas estimuladas, supera con creces el dolor inicial y permite dar paso a una penetración lenta y más profunda que adopta el ritmo del coito.

Para el hombre esta sensación se amplía hasta el éxtasis. El conducto final del recto es mucho más estrecho y elástico que la vagina, de manera que el pene se siente oprimido y estimulado constantemente. Y el anillo exterior del ano convierte cada embestida, cada salida y entrada, en una fricción que transporta a las más altas sensaciones.

DUDAS HABITUALES

Tragar el semen durante la felación ¿puede provocar algún problema físico?

Cuando la relación sexual es con un hombre del que se dispone información sobre su buena salud, tragar su semen durante el sexo oral no tiene porque acarrear ningún problema. Sin embargo es conveniente reprimir esta práctica con personas desconocidas. Si ese hombre tiene Sida o cualquier otra enfermedad que se trasmita por vía sexual, el semen es un factor de contagio.

El sexo oral resulta para muchas personas una actividad poco higiénica ¿Existe algún fundamento para comprobar esa afirmación?

En absoluto. La correcta higiene de los genitales, bastante más sencilla que la de otras partes del cuerpo, como la boca, o las orejas, hace que ese tipo de aseveración esté vinculada más a un prejuicio que una realidad.

¿El *piercing* en las zonas erógenas incrementa el placer?

Esta práctica no es original de nuestra cultura. Sin embargo su difusión durante los últimos años ha llevado a mucha gente ha perforar no sólo las orejas, la nariz, la boca o el ombligo, sino también los pezones y los labios mayores en las mujeres y también la piel del prepucio en los hombres, entre otras zonas delicadas. Más allá de los riesgos de desgarramientos al tirar de esos anillos, el peligro se halla en redoblar las prevenciones profilácticas para evitar posibles infecciones. Algunos testimonios adjudican a la inserción de pendientes en esas zonas una cierta intensificación del placer.

¿Cómo excita el llamado *sexo frío* a quienes lo practican?
La informática y el ciberespacio, como en principio fueron los teléfonos eróticos, permiten la comunicación de millones de personas a través de redes como Internet. Allí buscan relaciones para satisfacer sus deseos sexuales. Los diálogos abiertos gracias a la desinhibición de estar tras la pantalla del ordenador facilitan la liberación de muchas personas. Ese acceso a una libertad ilimitada los excita crecientemente y les permite la práctica virtual de un sexo morboso en el que las fantasías derriban todos los tabúes sociales y los pudores personales.

MÉTODOS ANTICONCEPTIVOS

Mantener relaciones sexuales sin preocupaciones ni riesgos es una elección libre que cada persona o pareja puede llevar a cabo sin ataduras. Basta con informarse sobre los métodos más seguros para evitar la concepción y prevenir las posibilidades de contagio de una enfermedad de trasmisión sexual, cuando se practica con un compañero que pueda entrañar algún tipo de riesgo de contagio.

De los seis métodos anticonceptivos utilizados tradicionalmente, cuatro afectan a la mujer: píldora, dispositivo intrauterino (DIU), diafragma y ligadura de trompas, y dos a los hombres: preservativo y vasectomía. Aunque habría que hacer mención a un método natural, por así llamarlo, que ha sido utilizado mayoritariamente hasta hace pocos años, como consecuencia de la escasa difusión de la educación y la información sexual. Conocido tradicionalmente como «marcha atrás», consiste en la retirada del pene de la vagina, instantes antes de que el hombre eyacule. Si bien este método ha marcado la conducta sexual de muchas generaciones, la aparición del Sida y la ampliación de las campañas informativas y sanitarias dirigidas a franjas de población adolescente y a la planificación familiar de parejas estables le han hecho perder primacía. En su defecto ha aumentado proporcionalmente la adopción de los métodos citados como más fiables, seguros y desde luego menos frustrantes para el desarrollo de la propia sexualidad. La «marcha atrás» ha institucionalizado el *coitus interruptus* y la insatisfacción sexual en miles de parejas, principalmente en las mujeres, por no citar la gran cantidad de embarazos no deseados que han tenido su origen en el fracaso de ese primitivo uso contraceptivo.

LA PÍLDORA

La píldora anticonceptiva femenina fue uno de los inventos que encabezaron la revolución de los hábitos sexuales en la década de los años sesenta. Aunque despertó polémicas en principio, generadas por el desconocimiento de su uso y por cuestiones morales, independientes de sus efectos sanitarios, su eficacia fue paralela a su popularidad. La acción principal de estas píldoras (actualmente existen muchas y variadas) es bloquear la ovulación e impedir la formación de la mucosidad vaginal que permite el traslado de los espermatozoides al interior de la cavidad uterina. Con este efecto barrera la fecundación es imposible, salvo que por olvido no se tome una pastilla, lo que hace que desaparezca el bloqueo y que las posibilidades de embarazo aumenten. Cuando esto ocurra lo mejor es consultar con el especialista para tomar otras medidas hasta que se pueda reiniciar la toma correcta.

Estos anticonceptivos orales están basados en combinaciones de estrógenos y progesterona de síntesis, semejantes a las hormonas femeninas naturales. Por lo general se presentan en cuatro grandes grupos diferenciados por la mezcla de hormonas de cada uno de ellas: Las *secuenciales* combinan píldoras de estrógenos con otras en las que se unen estrógenos y progesterona. Las *micropíldoras* están compuestas únicamente de progesterona en dosis bajas. Las *combinadas* presentan una relación más equilibrada de progesterona y estrógenos. Y finalmente las *minipíldoras*, similares a las anteriores pero, como su nombre lo indica, en dosis mínimas.

La composición de las píldoras son datos que valen exclusivamente a título informativo, puesto que los anticonceptivos orales deben ser suministrados siempre por el ginecólogo, después de reconocer las características orgánicas y sicológicas de la mujer que las va a utilizar. No todas las mujeres pueden tomar cualquier píldora, de modo que las recomendaciones de «una amiga» constituyen un riesgo. Para prevenir cualquier efecto no deseado en el tratamiento contraceptivo oral es imprescindible un reconocimiento general que ponga al médico en conocimiento del estado de salud de la mujer y de sus antecedentes familiares sobre enfermedades cardiovasculares, cáncer de mama, hipertensión y diabetes, entre otras. En función de estos estudios, el profesional determinará qué tipo de píldora será la adecuada, cuáles deben ser los períodos y frecuencias de toma y descanso y qué niveles de eficacia pueden esperarse, aunque generalmente rondan entre el 98 y el 100 por ciento.

DIU: LA ESPIRAL QUE BLOQUEA

Los dispositivos intrauterinos, conocidos por la sigla DIU o también bajo la denominación de espirales, son pequeños objetos fabricados en materiales inocuos cuyo formato evita el paso de los espermatozoides hacia las trompas de falopio. Asimismo, otros dos efectos complementarios otorgan un margen mayor de seguridad a su misión contraceptiva: por un lado aumentan la movilidad de las trompas, dificultando así la fecundación y por otro, en el caso de que la fecundación se hubiera producido, impide la anidación del óvulo.

Para la colocación y retirada del DIU es indispensable la participación de un médico especialista. Ésta obligada manipulación profesional y la inserción para formar una barrera en el cuello del útero de forma estable convierten al DIU en un método de uso permanente. Es decir, que la decisión de colocarse un dispositivo intrauterino debería ser tomada por un período relativamente largo, considerando

El hilo del DIU no supone ningún problema durante el coito.

Los lavados vaginales posteriores al coito no tienen ninguna utilidad como método anticonceptivo. Después de la eyaculación, los espermatozoides llegan rápidamente al cuello del útero, de modo que jamás se podrá frenar su recorrido. Por otra parte, esos lavados tan precipitados pueden alterar el medio natural de la vagina.

que según el modelo de DIU, tienen una duración útil de entre dos y cinco años. Sus índices de seguridad son muy elevados y podría decirse que es un método muy fiable.

A pesar de que siempre existirá un consejo médico antes de colocarlo, es importante tener presente que no suele ser recomendable para mujeres muy jóvenes o para aquellas que han superado los cinco embarazos.

En algunos casos, los efectos que provoca al ser colocado son molestias e inflamación en las paredes del útero y también una sensación de rechazo inicial del organismo hacia ese cuerpo extraño, aunque todos estos efectos dependen fundamentalmente de la inclinación del cuello del útero, el tipo de menstruación habitual, etc. También pueden producirse menstruaciones más abundantes durante los tres primeros meses, que en un gran porcentaje de mujeres se prolongan durante el tiempo de utilización del dispositivo. Transcurrido el período de aclimatación es posible experimentar alguna pérdida breve, pequeña y esporádica entre períodos, pero que no reviste la menor importancia.

La mujer que lleva incorporado el DIU debe mantenerse atenta a cualquier tipo de infección vaginal, por mínima que sea, incluso a un escozor sostenido, y vigilar el flujo con un olor más fuerte del habitual. Estos pueden ser síntomas de algún problema ocasionado por el roce del hilo del dispositivo que va desde el útero hasta la vagina.

Si no existe ninguna de las complicaciones comentadas, el DIU no es un impedimento para tener coitos satisfactorios, sino que debe pasar desapercibido.

EL DIAFRAGMA

Método anticonceptivo muy difundido entre las adolescentes y las mujeres jóvenes, el diafragma es una especie de capucha circular de goma blanda, de diámetros diversos, cuya misión es bloquear el cuello del útero para impedir el paso de los espermatozoides tras la eyaculación. Su parte central, de látex blando y

El diafragma conviene cambiarlo cada dos años.

La temperatura vaginal ayuda como un método anticonceptivo natural que permite averiguar, con relativa certeza, los días no fértiles de la mujer. Generalmente ese período de «seguridad» se cuenta tres días

Sigue pág. siguiente

flexible, está soportada por un aro de goma más dura que contiene unos pequeñísimos muelles para facilitar su colocación.

Antes de optar por este método es conveniente dirigirse al ginecólogo o a un Centro de Planificación Familiar para realizar una revisión completa. Si éste método es el adecuado, el profesional medirá el cuello del útero para determinar la talla de diafragma más conveniente y será el encargado de explicar la manera correcta de introducirlo en la vagina y fijarlo correctamente.

Por lo general las instrucciones son comunes para todas las usuarias de diafragma: es preciso colocarlo al menos diez minutos antes del coito y previamente impregnarlo por ambos lados con una crema espermicida (destruye los espermatozoides). Si se llevan a cabo varios coitos continuados, es preciso repetir la operación antes de cada uno, aunque para esta operación no es necesario quitarlo, se puede colocar la crema con un aplicador (un fino émbolo de plástico) introduciéndolo a través de la vagina. A partir de la última relación sexual hay que contar ocho horas antes de retirar el diafragma.

El mantenimiento es muy fácil, basta lavarlo con agua y jabón neutro, secarlo cuidadosamente y empolvarlo con talco antes de guardarlo. Es aconsejable cada tanto revisarlo para comprobar que la goma no tiene estrías o pinchazos y cambiarlo, aunque esté en buen estado, a los dos años de uso.

Su mayor ventaja es que carece de efectos secundarios, su mayor peligro es que puede parecer que esta bien colocado y no estarlo, con lo que el riesgo de embarazo es alto.

después de registrar la temperatura más alta y hasta la siguiente menstruación. Este método es poco fiable ya que un resfriado o cualquier alteración nerviosa pueden introducir cambios en la temperatura.

PRESERVATIVOS: PREVENCIÓN Y JUEGOS

Una sencilla funda de látex lubricado, conocida como preservativo o condón, es uno de los pocos anticonceptivos masculinos y tal vez el que mayor auge ha tomado desde la aparición del Sida como una enfermedad de trasmisión sexual.

La punta del preservativo es más estrecha para concentrar el semen tras la eyaculación.

Se presenta enrollado sobre sí mismo y se coloca cuando el pene está erecto, desenrollándolo a partir del glande hasta la base. Generalmente suele llevar una punta más estrecha donde debe quedar depositado el semen tras la eyaculación. Si no es así conviene dejarlo algo flojo en la parte superior para que haga las veces de depósito del semen y evite que se rompa. Asimismo es preciso quitarlo cuando aún no haya desaparecido totalmente la erección, para evitar la pérdida de semen.

Según los estudios estadísticos, este método, que se remonta históricamente a la época de los romanos y constituyó en su momento una barrera eficiente para evitar la propagación de enfermedades venéreas, es un anticonceptivo muy seguro. Su porcentaje de fiabilidad sólo se ve disminuido por una manipulación errónea, por alguna imperfección en su elaboración o porque el producto esté caducado. Por este motivo conviene revisarlo y leer las instrucciones antes de su uso. Un uso especialmente recomendado para personas de vida sexual muy activa y variada o para aquellos que mantienen relaciones esporádicas con parejas distintas u ocasionales.

Uno de los escasos recelos sociales que despierta el preservativo no obedece a su efectividad como anticonceptivo, sino a que muchos hombres y mujeres encuentran, en esa barrera que impide el contacto directo piel con piel, el obstáculo para lograr un placer más completo. Para solucionar algunos de estos reclamos los fabricantes de preservativos han creado nuevos modelos, que conservan los mismos principios sanitarios y presentan texturas y rugosidades variadas para que el roce en la vagina provoque sensaciones novedosas e incitantes. Además combinan los materiales con aromatizantes y colorantes que le otorgan al látex aromas, colores y sabores a frutas y hierbas. Es una forma de transformar la obligación en divertimento y de ofrecer una variante atractiva a los juegos eróticos de la pareja.

La vasectomía requiere sólo anestesia local.

LOS MÉTODOS QUIRÚRGICOS

Existen dos métodos anticonceptivos que son definitivos. Se trata de dos operaciones quirúrgicas: la ligadura de trompas en la mujer y la vasectomía en el hombre. La elección de estos métodos de esterilización, relacionados frecuentemente con la planificación familiar y programas sociales de equilibrio demográfico, es una opción para las personas que tienen uno o más hijos, que están satisfechos ya con su propio índice de natalidad y desean interrumpir, a través de la esterilidad programada de un miembro de la pareja, cualquier posibilidad de un nuevo embarazo no deseado.

En ambos casos se trata de operaciones quirúrgicas sencillas, con riesgos mínimos y escasas molestias.

La ligadura de trompas consiste en cortar o cauterizar las trompas de falopio de tal forma que se aísla a los óvulos evitando su fecundación por los espermatozoides.

No existe ningún tipo de efectos secundarios. Las mujeres continúan con su ciclo hormonal y las menstruaciones normales. Sólo se registra un cambio fundamental cuando se produce la ovulación; los óvulos encuentran su camino natural cerrado y son reabsorbidos por el organismo. Por lo demás, esta operación no implica la pérdida del deseo sexual y tampoco tiene la más mínima incidencia en las relaciones sexuales.

La vasectomía responde al mismo principio de esterilización pero en el hombre. Mediante una operación quirúrgica menor, que generalmente requiere anestesia local, se secciona una parte pequeña de los conductos deferentes que trasladan los espermatozoides al pene. Igual que en la ligadura de trompas, interrumpidos esos conductos la seguridad de este método es absoluta. Aunque los hombres deben tomar precauciones en las primeras semanas posteriores a la operación, puesto que en la uretra y en sus conductos quedan almacenados espermatozoides que seguirán siendo eyaculados. Por lo tanto, durante al menos un par de meses después de la esterilización (es conveniente asegurarse de este plazo con el médico), la pareja deberá seguir usando métodos anticonceptivos complementarios hasta tener garantía plena de la infertilidad.

Esa misma fiabilidad que ofrece este método en el aspecto anticonceptivo se comprueba en la vida sexual posterior del hombre esterilizado. La vasectomía no tiene efectos secundarios; no interfiere en la potencia sexual; la capacidad de erección se mantiene exactamente al mismo nivel y tampoco modifica el deseo sexual. Al contrario, es probable que muchos hombres y mujeres que hayan optado por estos métodos quirúrgicos se sientan más liberados y seguros y, en consecuencia, sus relaciones sexuales alcancen una mayor plenitud.

No existen en cambio las mismas garantías sobre la reversibilidad de estos métodos. Los porcentajes son relativamente bajos y si la intención de la pareja es volver a tener un hijo al cabo de algunos años, es preciso comunicárselo al médico, ya que existen técnicas dirigidas a facilitar la reconstrucción de los conductos interrumpidos al esterilizar.

Aunque sí se puede comentar que, dentro de las dificultades, es más factible revertir los efectos de la vasectomía que los de la ligadura de trompas.

Actualmente el avance de la genética en algunos países ofrece una variante: la posibilidad de almacenar óvulos o semen de modo que si en años posteriores desean aumentar su familia y no pueden revertir su esterilidad para concebirlos de modo natural, siempre dispondrán de los materiales genéticos para iniciar la reproducción en el laboratorio.

DUDAS HABITUALES

¿Cómo puede escoger cada mujer su método anticonceptivo ideal?
El primer paso es la consulta con el ginecólogo o con un centro de planificación. Además de los condicionantes físicos y psíquicos de cada mujer es preciso valorar si se desea un método de uso esporádico, uno a corto plazo o uno de larga duración o definitivo. La indicación del anticonceptivo difiere también si se trata de una mujer que no ha experimentado ningún embarazo al de otra que ha

tenido varios hijos. Los factores que influyen son múltiples y antes de tomar una decisión es fundamental informarse.

¿Los espermicidas pueden utilizarse solos como método anticonceptivo?

Bajo la forma de geles, cremas u óvulos vaginales, los espermicidas se introducen en la vagina aproximadamente diez minutos antes del coito con la función de destruir los espermatozoides. Lo cierto es que no siempre cumplen su misión. Suelen fallar en muchas ocasiones, lo que los convierte en un método poco fiable. En cambio, sí son complementos eficaces asociados a otros anticonceptivos.

¿El preservativo puede cumplir simultáneamente con su función de anticonceptivo y prevenir el contagio del Sida?

No todos los preservativos son aptos para cumplir con ambas misiones. El látex de algunos preservativos tiene poros que si bien impiden el paso a los espermatozoides, dejan filtrar el virus del Sida, veinte veces menor que un espermatozoide. De modo que sólo los preservativos con la calificación RQTS son capaces de cumplir con ambos fines eficazmente.